イラストと雑学で楽しく学ぶ解剖学

マッスルインパクト

[MUSCLE IMPACT]

著・原田 晃
(お茶の水はりきゅう専門学校 専任教員)

医道の日本社
Ido·No·Nippon·Sha

はじめに

　解剖学を学習しようとするときに、まず初めに立ちはだかるのはその情報量の多さではないでしょうか。教科書を開いたとき、見たこともないような専門的な言葉の洪水に圧倒されて、そっと閉じてしまったという経験はありませんか？　実は私自身、鍼灸学校で解剖学を学んでいたころはそんな生徒の一人でした。人体の神秘的な構造に魅了されながらも、文字ばかりで難解な教科書での勉強に、日々、悪戦苦闘していました。

　本書『マッスルインパクト』はそんな方々のため、私自身が鍼灸学校の生徒だったころの経験をもとに、なるべくわかりやすく、読んでいて楽しいことを最優先にして書きました。筋肉のイラストはどんなに小さくマイナーなものでも、分け隔てなく一つひとつクローズアップし、作用もビジュアルで捉えやすいようイラストを使って解説してあります。また、筋肉ごとに雑学的なエピソードを載せており、日常的な知識から比較解剖学の知識まで紹介し、解剖学に興味を持ってもらえるように工夫しています。

　医療系学校の試験勉強や国家試験の勉強だけでなく、医療の現場に立たれた方の勉強にも役立てていただけたら望外の喜びです。

お茶の水はりきゅう専門学校 専任教員
原田 晃

本書の使い方

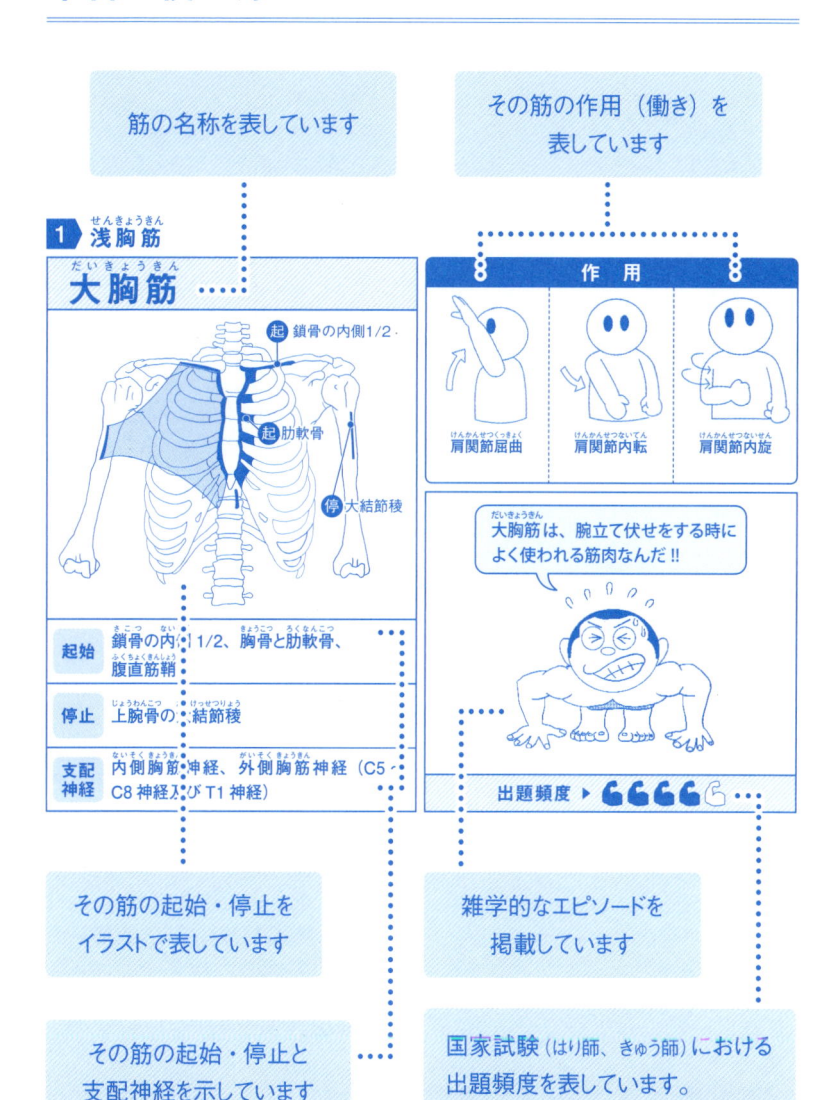

筋の名称を表しています

その筋の作用（働き）を表しています

1 ▶ 浅胸筋

大胸筋

起 鎖骨の内側1/2
起 肋軟骨
停 大結節稜

起始	鎖骨の内側1/2、胸骨と肋軟骨、腹直筋鞘
停止	上腕骨の大結節稜
支配神経	内側胸筋神経、外側胸筋神経（C5・C8 神経及び T1 神経）

作用

肩関節屈曲　肩関節内転　肩関節内旋

大胸筋は、腕立て伏せをする時によく使われる筋肉なんだ!!

出題頻度 ▶ 👊👊👊👊👊

その筋の起始・停止をイラストで表しています

その筋の起始・停止と支配神経を示しています

雑学的なエピソードを掲載しています

国家試験（はり師、きゅう師）における出題頻度を表しています。
👊の数が多いほど、高頻出です

CONTENTS

体幹 …… 1

胸筋 …… 2
  1. 浅胸筋 …… 2
  2. 深胸筋 …… 4
  3. 横隔膜 …… 7
腹筋 …… 8
  1. 前腹筋 …… 8
  2. 側腹筋 …… 9
  3. 後腹筋 …… 11
会陰筋 …… 12
背筋 …… 16
  1. 浅背筋 …… 16
  2. 深背筋 …… 18
  3. 後頭下筋 …… 21

上肢 …… 23

上肢の筋 …… 24
  1. 上肢帯の筋 …… 24
上腕の筋 …… 27
前腕の筋 …… 30
  1. 浅層の屈筋 …… 30
  2. 深層の屈筋 …… 32
  3. 浅層の伸筋 …… 34
  4. 深層の伸筋 …… 37
手の筋（手内筋）…… 40
  1. 母指球筋 …… 40
  2. 小指球筋 …… 42
  3. 中手筋 …… 44

下肢 …… 47

下肢帯の筋 …… 48
  1. 内寛骨筋 …… 48
  2. 外寛骨筋 …… 49
大腿の筋 …… 54
  1. 大腿前面の筋（伸筋群）…… 54
  2. 大腿内面の筋（内転筋群）…… 57
  3. 大腿後面の筋（屈筋群）…… 60
下腿の筋 …… 62
  1. 下腿前面の筋（伸筋群）…… 62
  2. 下腿外側面の筋（腓骨筋群）…… 64
  3. 下腿後面の筋（屈筋群）…… 65
足の筋 …… 69
  1. 足背筋 …… 69
  2. 母趾球筋 …… 70
  3. 小趾球筋 …… 72
  4. 中足筋 …… 73

頭頸部 …… 77

頭部の筋 …… 78
  1. 表情筋 …… 78
  2. 咀嚼筋 …… 84
頸部の筋 …… 86

付録1 局所解剖 …… 89
頸部の局所解剖／体幹の局所解剖 …… 90
上肢の局所解剖 …… 91
下肢の局所解剖 …… 92

付録2 筋の分類と補助装置、神経叢の枝とその支配筋 …… 93
筋の分類／筋の補助装置 …… 94
神経叢の枝とその支配筋 …… 95
外眼筋 …… 96

INDEX …… 98

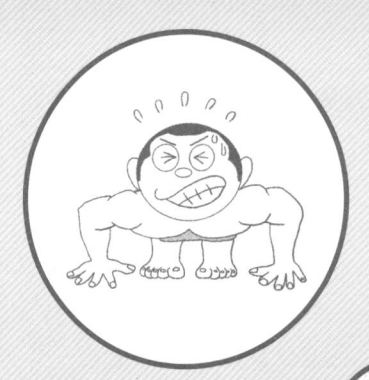

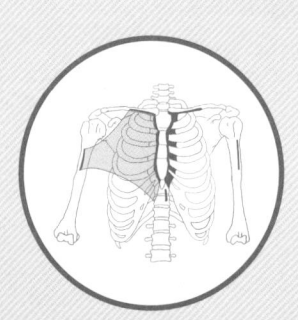

Muscle Impact 01

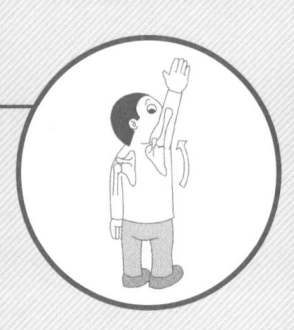

体幹

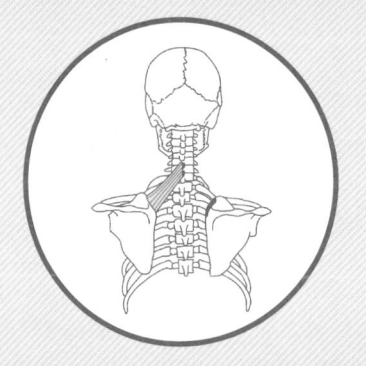

胸筋

1 浅胸筋

大胸筋

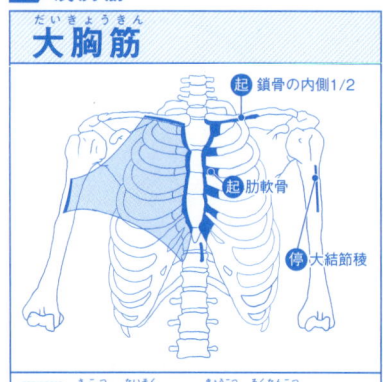

起：鎖骨の内側1/2
起：肋軟骨
停：大結節稜

起始	鎖骨の内側1/2、胸骨と肋軟骨、腹直筋鞘
停止	上腕骨の大結節稜
支配神経	内側胸筋神経、外側胸筋神経（C5～C8神経及びT1神経）

作用

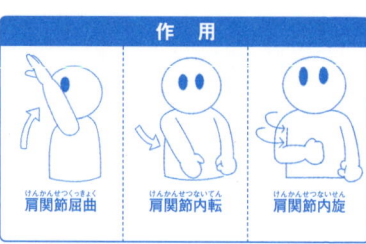

肩関節屈曲　肩関節内転　肩関節内旋

大胸筋は、腕立て伏せをする時によく使われる筋肉なんだ!!

出題頻度 ▶ 👍👍👍👍

小胸筋

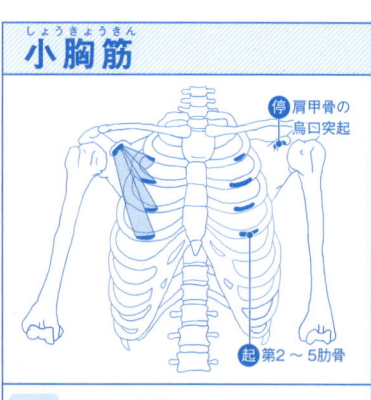

停：肩甲骨の烏口突起
起：第2～5肋骨

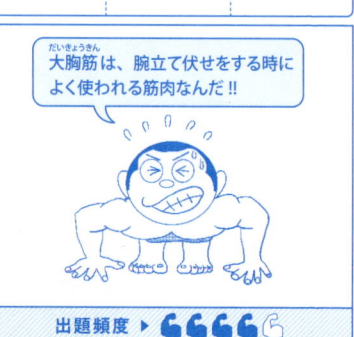

起始	第2～5肋骨
停止	肩甲骨の烏口突起
支配神経	内側胸筋神経、外側胸筋神経（C5～C8神経及びT1神経）

作用

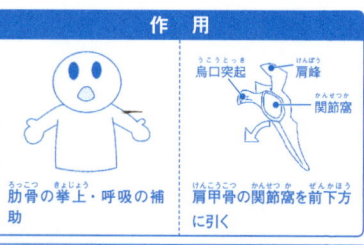

肋骨の挙上・呼吸の補助

肩甲骨の関節窩を前下方に引く

烏口突起　肩峰　関節窩

小胸筋は肩甲骨の関節窩を前下方に向けさせる。地面に落ちたペンを拾う時などに使う筋だよ！

よいしょ

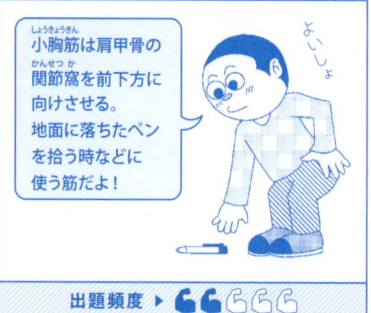

出題頻度 ▶ 👍👍👍

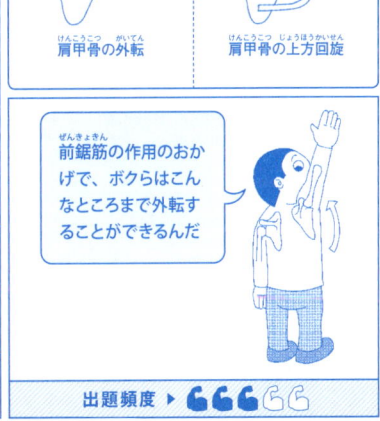

Muscle Impact
[体幹]

胸筋

鎖骨下筋 (さこつかきん)

起 第1肋骨
停 鎖骨の下面

作用

鎖骨を内下方に引く

鎖骨下動・静脈

直下の鎖骨下動・静脈の
クッションの役目

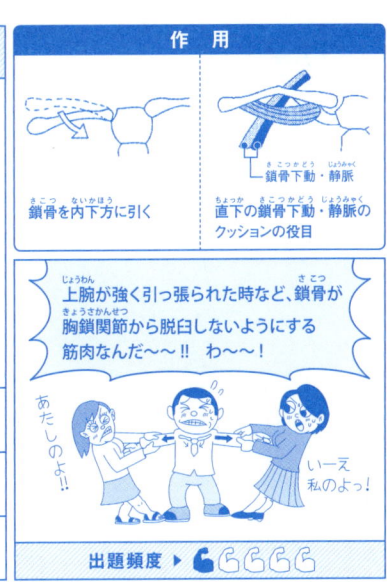

上腕が強く引っ張られた時など、鎖骨が胸鎖関節から脱臼しないようにする筋肉なんだ〜〜!! わ〜〜!

あたしのよ!!　いーえ私のよっ!

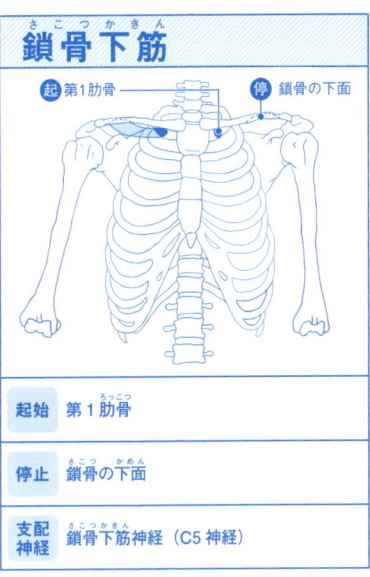

起始	第1肋骨
停止	鎖骨の下面
支配神経	鎖骨下筋神経（C5神経）

出題頻度 ▶ 🍀🍀🍀🍀🍀

前鋸筋 (ぜんきょきん)

停 肩甲骨の内側縁
起 第1〜8肋骨

作用

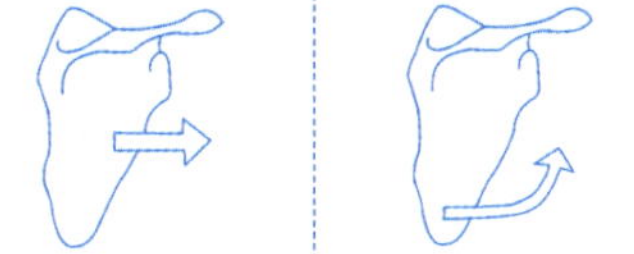

肩甲骨の外転

肩甲骨の上方回旋

前鋸筋の作用のおかげで、ボクらはこんなところまで外転することができるんだ

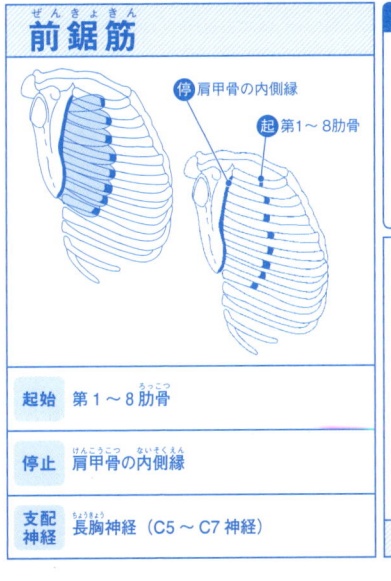

起始	第1〜8肋骨
停止	肩甲骨の内側縁
支配神経	長胸神経（C5〜C7神経）

出題頻度 ▶ 🍀🍀🍀🍀🍀

03

2 深胸筋

外肋間筋

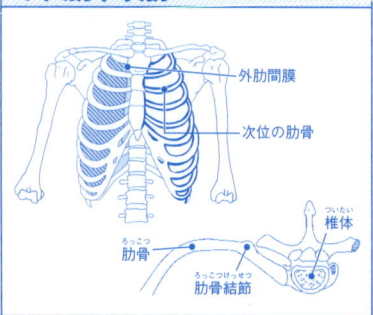

- 外肋間膜
- 次位の肋骨
- 椎体
- 肋骨
- 肋骨結節

起始停止: 肋骨外面を起始とし、肋間隙を後上方から前下方に走りながら、次位の肋骨に停止する。肋間隙の最表筋層

支配神経: 肋間神経

作用

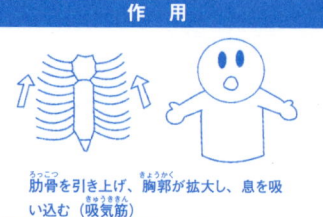

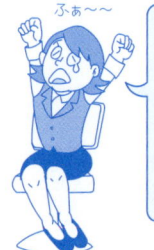

肋骨を引き上げ、胸郭が拡大し、息を吸い込む（吸気筋）

ふぁ〜〜

外肋間筋と横隔膜は通常の吸息時に働き、「主吸息筋」と呼ぶよ！ちなみに肋間筋を主に使う呼吸を「胸式呼吸」というんだって

出題頻度 ▶ 🟡🟡🟡⚪⚪

内肋間筋

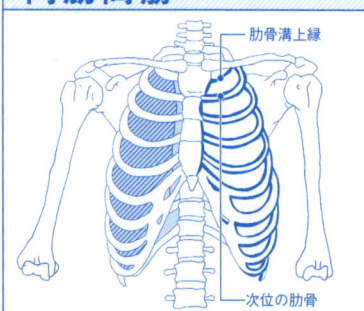

- 肋骨溝上縁
- 次位の肋骨

起始停止: 肋骨溝上縁を起始とし、肋間隙を後下方に走りながら、次位の肋骨に停止する。肋間隙の中間層

支配神経: 肋間神経

作用

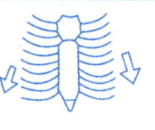

肋骨を引き下げ、胸郭を狭め、息を吐き出す（呼気筋）

肋間筋はマグロでいうと「トロ」にあたる筋肉なんだ。ベーコンもこの部分を使って作られるんだ！

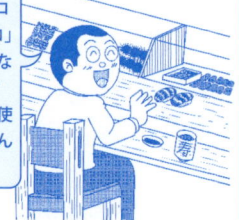

出題頻度 ▶ 🟡🟡⚪⚪⚪

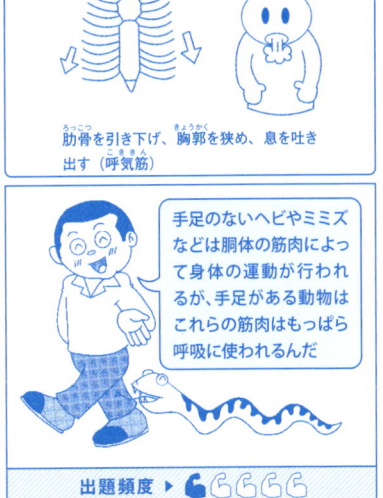

Muscle Impact
[体幹]

胸筋

最内肋間筋 (さいないろっかんきん)

肋間隙の最内層筋

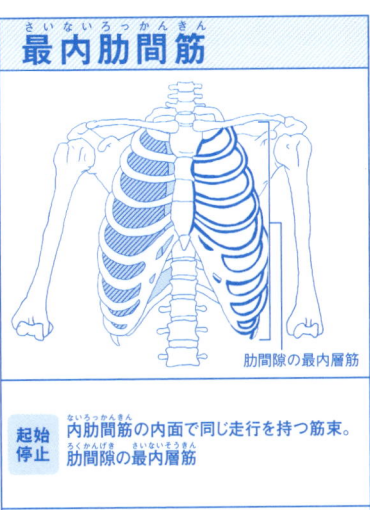

起始停止: 内肋間筋の内面で同じ走行を持つ筋束。肋間隙の最内層筋

支配神経: 肋間神経

作用

肋骨を引き下げ、胸郭を狭め、息を吐き出す（呼気筋）

〈正中断〉 外／肋骨／内
肋間静脈
肋間動脈
肋間神経
最内肋間筋
外肋間筋
内肋間筋

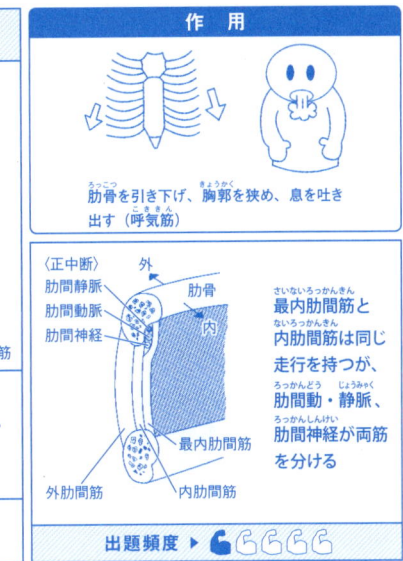

最内肋間筋と内肋間筋は同じ走行を持つが、肋間動・静脈、肋間神経が両筋を分ける

出題頻度 ▶ 🎮🎮🎮🎮

肋下筋 (ろっかきん)

第2〜第3肋間

〈後胸壁〉

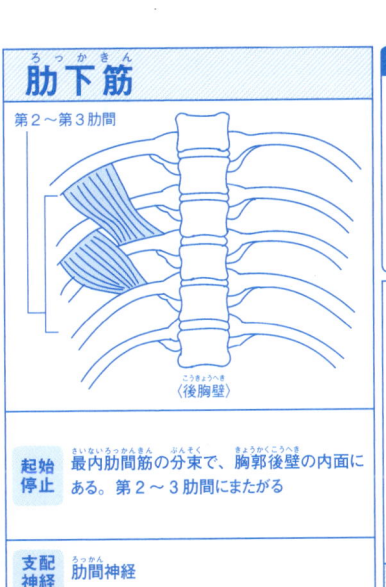

起始停止: 最内肋間筋の分束で、胸郭後壁の内面にある。第2〜3肋間にまたがる

支配神経: 肋間神経

作用

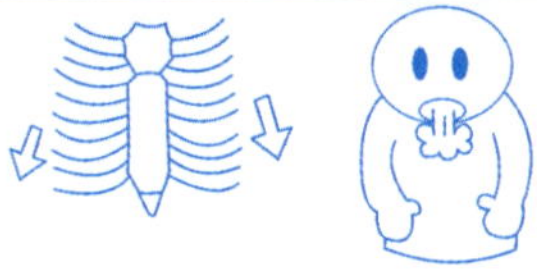

肋骨を引き下げ、胸郭を狭め、息を吐き出す（呼気筋）

手足のないヘビやミミズなどは胴体の筋肉によって身体の運動が行われるが、手足がある動物はこれらの筋肉はもっぱら呼吸に使われるんだ

出題頻度 ▶ 🎮🎮🎮🎮

胸横筋（きょうおうきん）

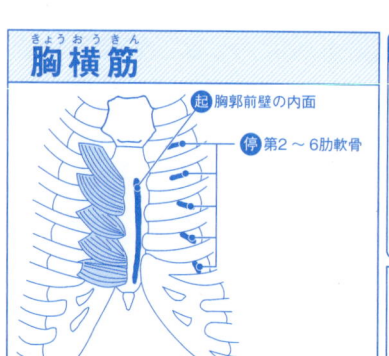

起 胸郭前壁の内面
停 第2～6肋軟骨

起始	胸郭前壁の内面。胸骨から斜上方へ走行
停止	第2～6肋軟骨
支配神経	肋間神経

作用

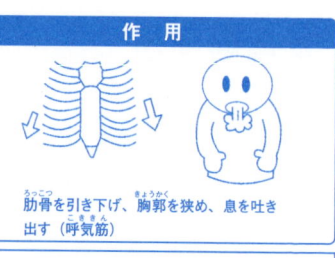

肋骨を引き下げ、胸郭を狭め、息を吐き出す（呼気筋）

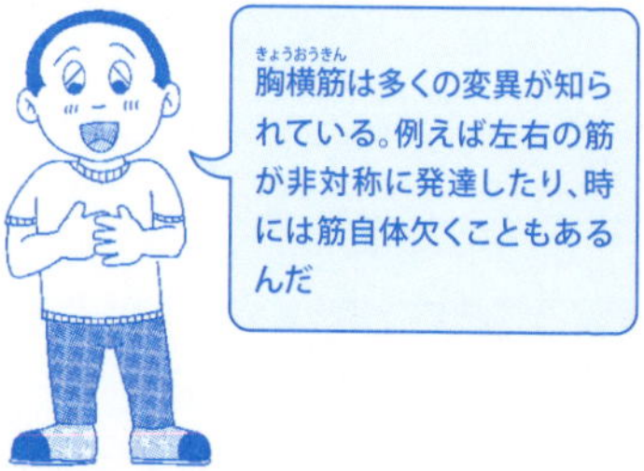

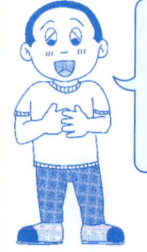

胸横筋は多くの変異が知られている。例えば左右の筋が非対称に発達したり、時には筋自体欠くこともあるんだ

出題頻度 ▶ 🔉🔉🔉🔉🔉

肋骨挙筋（ろっこつきょきん）

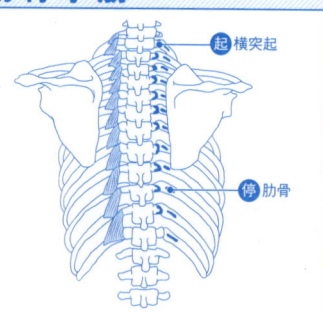

起 横突起
停 肋骨

起始 停止	胸郭後壁の外面。各胸椎の横突起を起始とし、外下方に向かい、下位の肋骨に付着
支配神経	脊髄神経後枝

作用

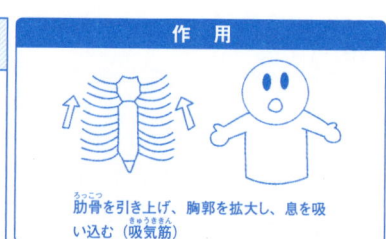

肋骨を引き上げ、胸郭を拡大し、息を吸い込む（吸気筋）

〈呼気筋と吸気筋の分類〉

呼気筋	内肋間筋
	最内肋間筋
	肋下筋
	胸横筋
吸気筋	外肋間筋
	肋骨挙筋
	横隔膜

出題頻度 ▶ 🔉🔉🔉🔉🔉

Muscle Impact
[体幹]

胸筋

3 横隔膜(おうかくまく)

横隔膜

- 下大静脈
- 食道
- 停 腱中心
- 下行大動脈

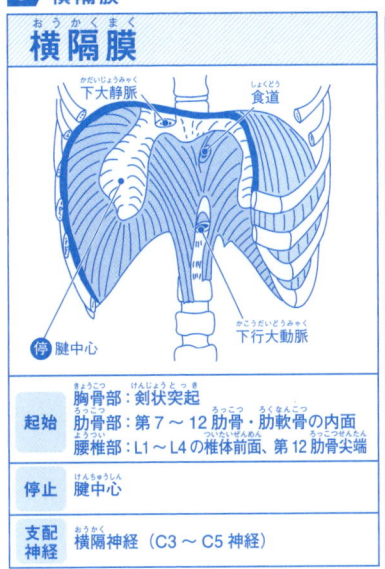

起始	胸骨部：剣状突起 肋骨部：第7～12肋骨・肋軟骨の内面 腰椎部：L1～L4の椎体前面、第12肋骨尖端
停止	腱中心
支配神経	横隔神経(C3～C5神経)

作用

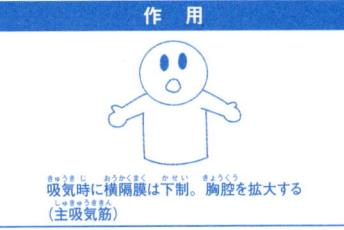

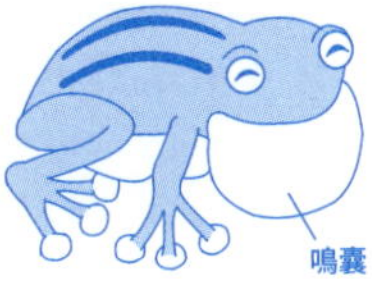

吸気時に横隔膜は下制。胸腔を拡大する
(主吸気筋)

横隔膜は進化の過程で舌骨下筋が頚から下がってできた筋で、カエルなどがのどを膨らませて呼吸する際に使われる筋(鳴嚢)の一部に由来する。横隔膜の痙攣である「しゃっくり」を止めるために頚をもむのはこのためである

鳴嚢

出題頻度 ▶ 🍒🍒🍒🍒🍒

体幹部の断面図

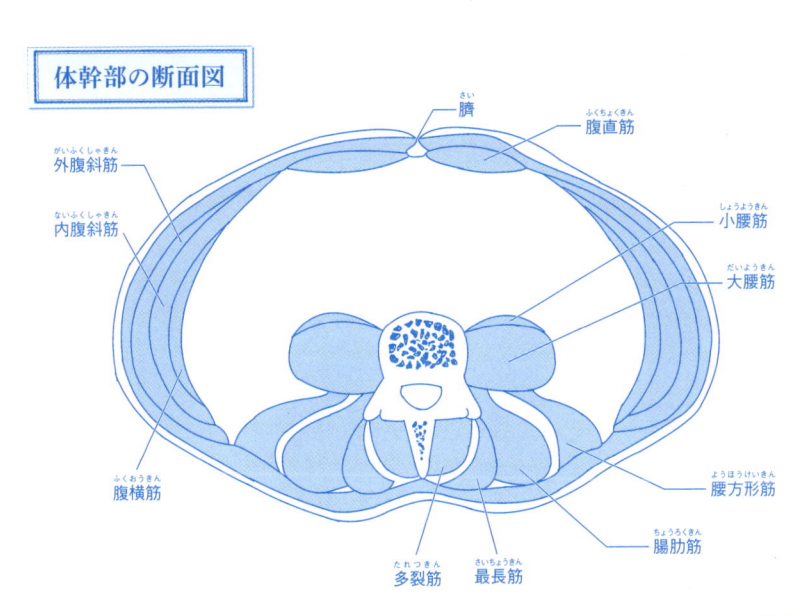

- 臍
- 腹直筋
- 外腹斜筋
- 小腰筋
- 内腹斜筋
- 大腰筋
- 腹横筋
- 腰方形筋
- 腸肋筋
- 多裂筋
- 最長筋

07

腹筋

1 前腹筋

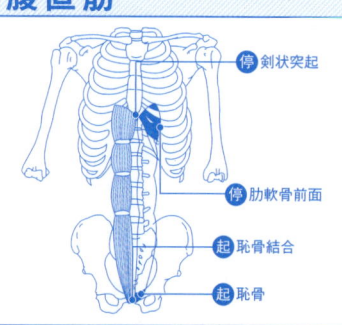

腹直筋

- 停 剣状突起
- 停 肋軟骨前面
- 起 恥骨結合
- 起 恥骨

起始	恥骨、恥骨結合
停止	剣状突起、第5～7肋軟骨前面
支配神経	肋間神経（T7～T12神経）

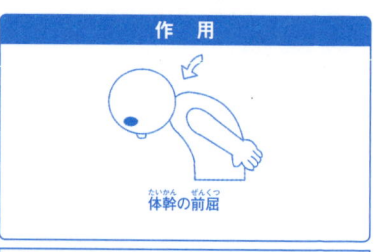

作用

体幹の前屈

爬虫類では肋骨が首から尾まであるが、ヒトの肋骨は腹部にはない。腹直筋にある「腱画」はヒトが進化の過程で失った肋骨の名残といえるんだ

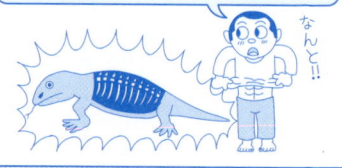

なんと!!

出題頻度 ▶ 🗨🗨🗨🗨🗨

錐体筋

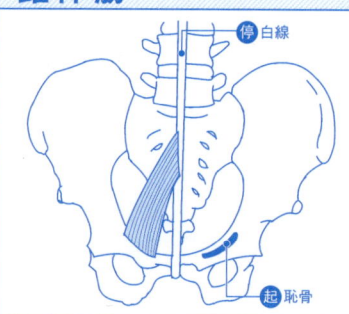

- 停 白線
- 起 恥骨

起始	恥骨
停止	白線
支配神経	肋下神経（T12神経） 腸骨下腹神経（L1神経）

作用

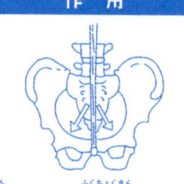

白線を緊張させ、腹直筋の動きを補助

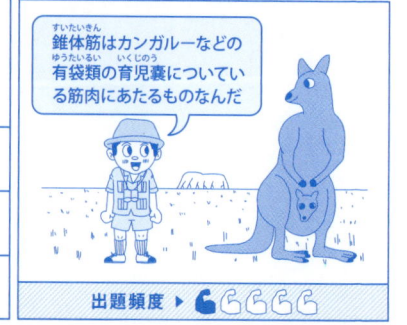

錐体筋はカンガルーなどの有袋類の育児嚢についている筋肉にあたるものなんだ

出題頻度 ▶ 🗨🗨🗨🗨🗨

Muscle Impact
[体幹]

2 側腹筋

外腹斜筋

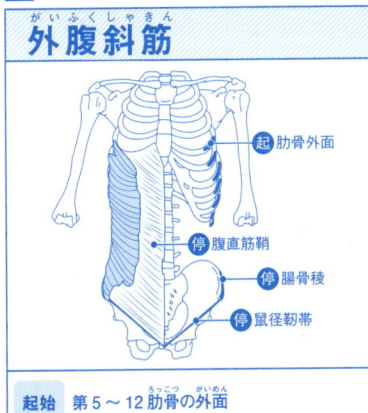

- 起 肋骨外面
- 停 腹直筋鞘
- 停 腸骨稜
- 停 鼠径靭帯

起始	第5～12肋骨の外面
停止	腸骨稜、鼠径靭帯、腹直筋鞘
支配神経	肋間神経（T5～T12神経） 腸骨下腹神経

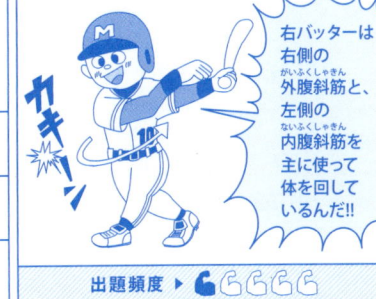

作用
- 体幹の前屈
- 体幹の側屈
- 反対側へ回旋

右バッターは右側の外腹斜筋と、左側の内腹斜筋を主に使って体を回しているんだ!!

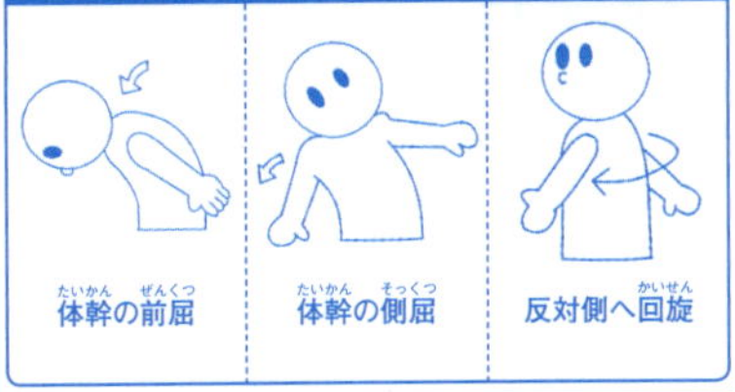

出題頻度 ▶ 🔊🔊🔊🔊🔊

内腹斜筋

- 停 第10～12肋骨下縁
- 停 腹直筋鞘
- 起 腸骨稜
- 起 鼠径靭帯

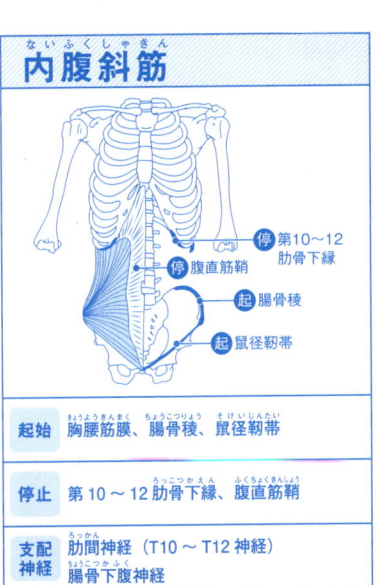

起始	胸腰筋膜、腸骨稜、鼠径靭帯
停止	第10～12肋骨下縁、腹直筋鞘
支配神経	肋間神経（T10～T12神経） 腸骨下腹神経

作用
- 体幹の前屈
- 体幹の側屈
- 同側へ回旋

左バッターは逆に左側の外腹斜筋と、右側の内腹斜筋を主に使って体を回しているんだ!!

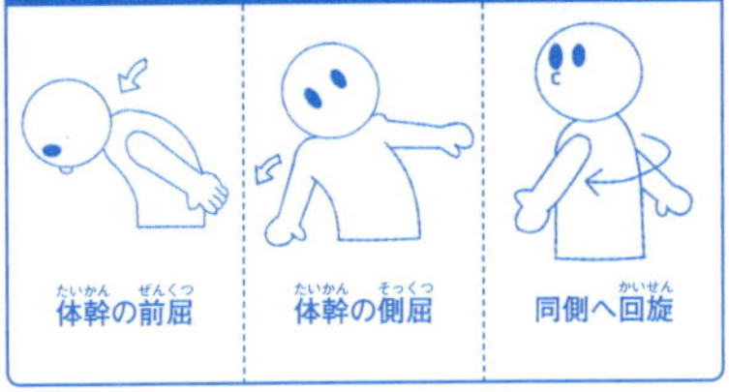

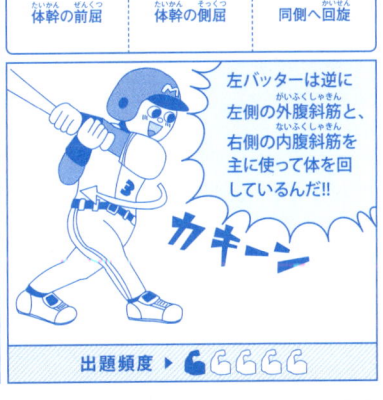

出題頻度 ▶ 🔊🔊🔊🔊🔊

腹横筋（ふくおうきん）

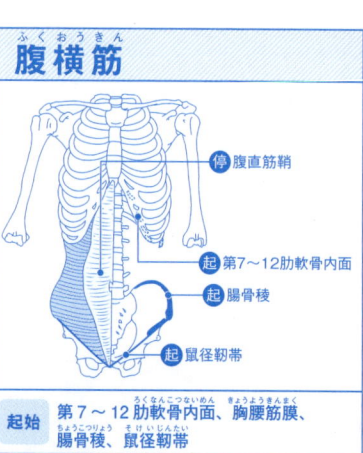

- 停 腹直筋鞘
- 起 第7〜12肋軟骨内面
- 起 腸骨稜
- 起 鼠径靭帯

起始	第7〜12肋軟骨内面、胸腰筋膜、腸骨稜、鼠径靭帯
停止	腹直筋鞘
支配神経	肋間神経（T7〜T12神経）腸骨下腹神経

作用

- 体幹の前屈
- 体幹の側屈
- 腹腔内圧を高める

腹横筋は咳をする時など、腹圧を高める時などに働く筋肉なんだ

出題頻度 ▶

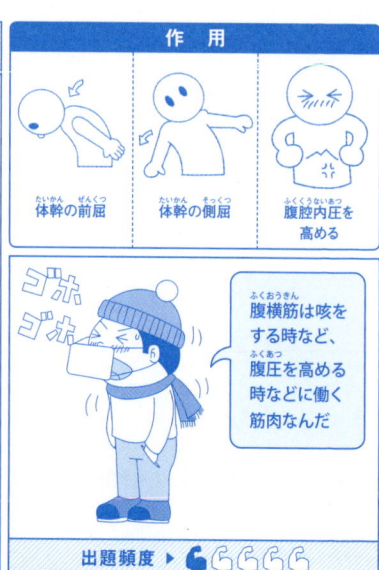

筋肉雑学①

寒い時、体温を上げるために骨格筋が不随意的に細かく収縮することによって熱を作り出す。これを「ふるえ産熱（さんねつ）」という

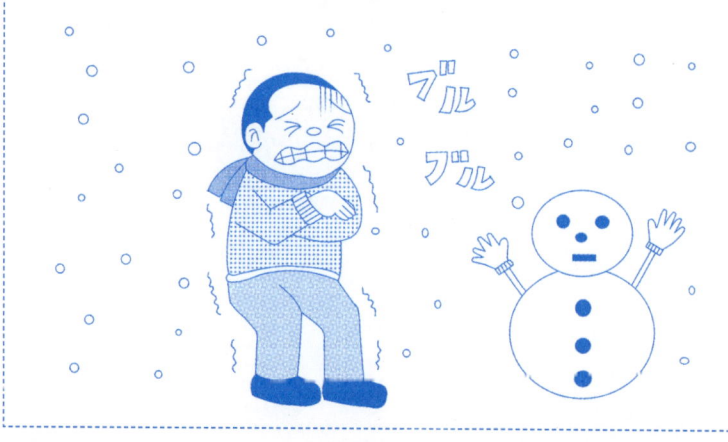

Muscle Impact
[体幹]

3 後腹筋（こうふくきん）

腰方形筋（ようほうけいきん）

停 第12肋骨
起 腸骨稜

起始	腸骨稜（ちょうこつりょう）
停止	第12肋骨（ろっこつ）
支配神経	腰神経叢（ようしんけいそう）

作用

腰椎を側屈（ようつい きょくつ）

両側同時：腰椎を後屈（ようつい こうくつ）

〈背側〉

腰方形筋の前方（ようほうけいきん ぜんぽう）には腎臓（じんぞう）があるよ！

出題頻度 ▶ 💪💪💪💪

腹筋

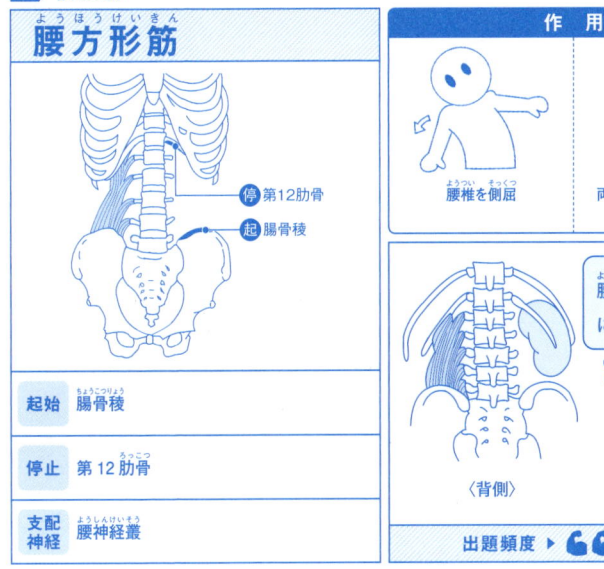

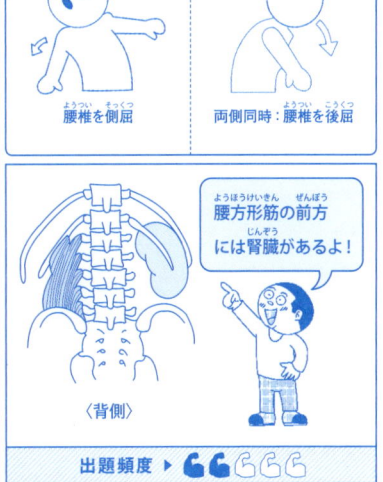

筋肉雑学②

筋肉の中には、赤血球中（せっけっきゅうちゅう）にある「ヘモグロビン」と似た構造の「ミオグロビン」という物質があり、「ヘモグロビン」と同じように酸素と結合する。クジラなど海に棲む哺乳類（ほにゅうるい）は、陸上に棲む哺乳類に比べこの「ミオグロビン」の量が非常に多い。そのため、筋肉中にたくさんの酸素を保持することにより、長時間の潜水を可能にしている（鯨肉が黒っぽい色をしているのは、「ミオグロビン」が多いためである）

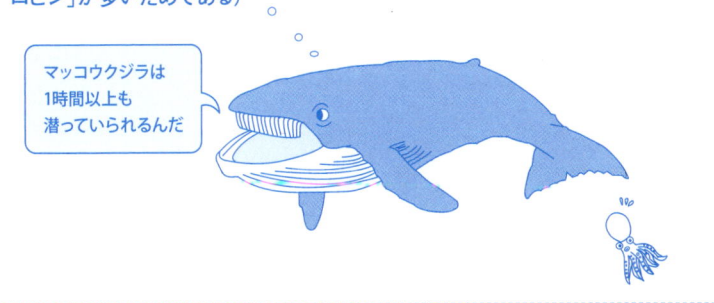

マッコウクジラは1時間以上も潜っていられるんだ

11

会陰筋

肛門挙筋

〈骨盤を上方より見た図〉

恥骨尾骨筋
腸骨尾骨筋
内閉鎖筋
恥骨結合

※肛門挙筋は恥骨尾骨筋と腸骨尾骨筋からなる

起始	恥骨尾骨筋：恥骨内面・内閉鎖筋膜 腸骨尾骨筋：内閉鎖筋膜内面
停止	恥骨尾骨筋：尾骨 腸骨尾骨筋：肛門尾骨靱帯
支配神経	

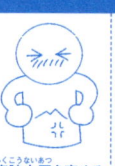

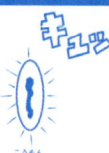

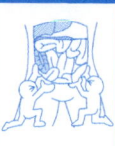

作用

腹腔内圧を高める / 肛門を締める / 骨盤内臓を支える

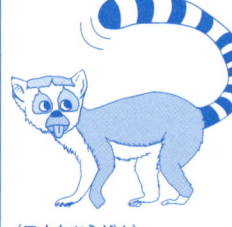

かつて尾っぽを動かしていた尾筋が、尾っぽの消失にともなって退縮したのが、ヒトにおける「肛門挙筋」である

〈ワオキツネザル〉

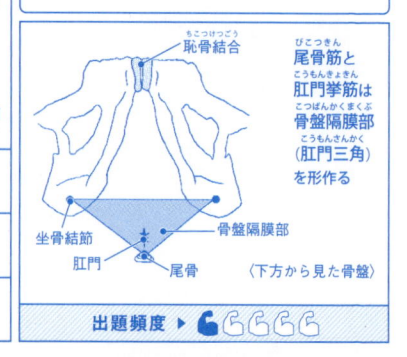

出題頻度 ▶ 👾👾👾👾👾

尾骨筋

〈骨盤を上方より見た図〉

停　仙骨下部と尾骨外側縁
起　坐骨棘へ

起始	坐骨棘
停止	仙骨下部と尾骨外側縁
支配神経	

作用

骨盤内臓を支える

恥骨結合
尾骨筋と肛門挙筋は骨盤隔膜部（肛門三角）を形作る

坐骨結節　骨盤隔膜部
肛門　尾骨　〈下方から見た骨盤〉

出題頻度 ▶ 👾👾👾👾👾

Muscle Impact
[体幹]

外肛門括約筋（がいこうもんかつやくきん）

〈直下より見た図〉

- 起：会陰腱中心
- 肛門
- 停：尾骨など

起始	会陰腱中心や恥骨など
停止	尾骨など
支配神経	陰部神経

作用

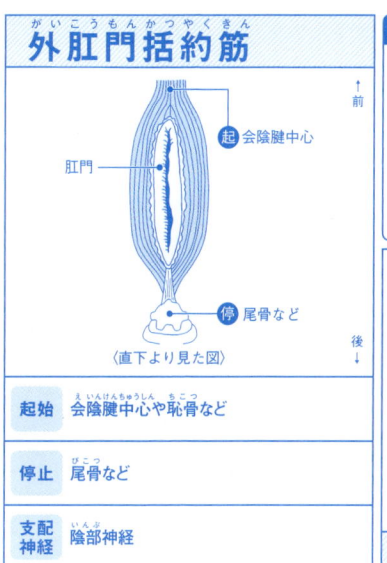

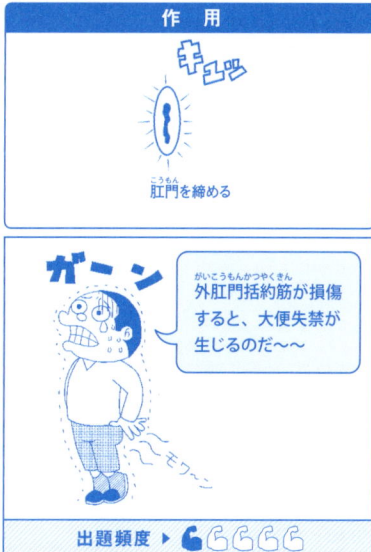

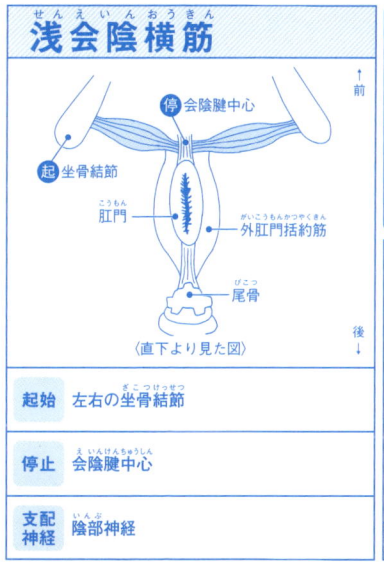

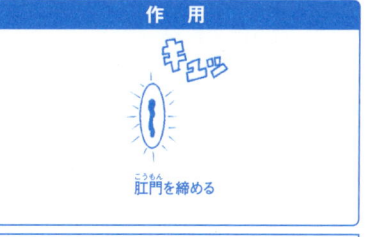

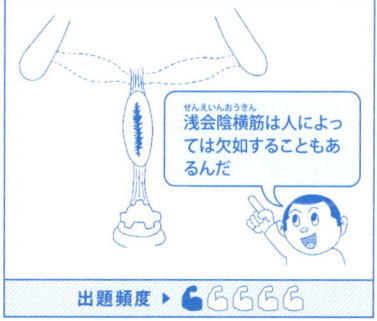

肛門を締める

ガーン

外肛門括約筋（がいこうもんかつやくきん）が損傷すると、大便失禁が生じるのだ〜〜

出題頻度 ▶ 📞📞📞📞📞

会陰筋

浅会陰横筋（せんえいんおうきん）

〈直下より見た図〉

- 停：会陰腱中心
- 起：坐骨結節
- 肛門
- 外肛門括約筋
- 尾骨

起始	左右の坐骨結節
停止	会陰腱中心
支配神経	陰部神経

作用

肛門を締める

浅会陰横筋（せんえいんおうきん）は人によっては欠如することもあるんだ

出題頻度 ▶ 📞📞📞📞📞

深会陰横筋 (しんえいんおうきん)

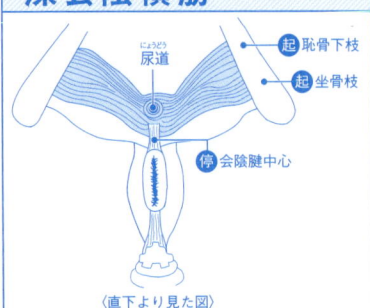

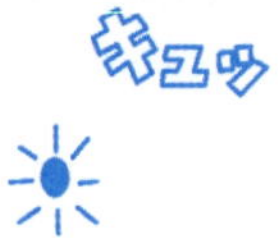

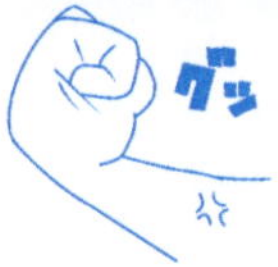

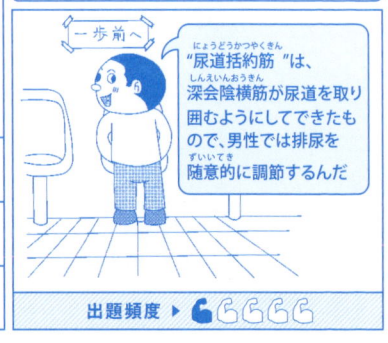

〈直下より見た図〉

- 起 恥骨下枝
- 起 坐骨枝
- 尿道
- 停 会陰腱中心

起始	左右の坐骨枝と恥骨下枝
停止	会陰腱中心
支配神経	陰部神経

作用

キュッ

尿道を締める

一歩前へ

"尿道括約筋"は、深会陰横筋が尿道を取り囲むようにしてできたもので、男性では排尿を随意的に調節するんだ

出題頻度 ▶ 👆👆👆👆👆

坐骨海綿体筋 (ざこつかいめんたいきん)

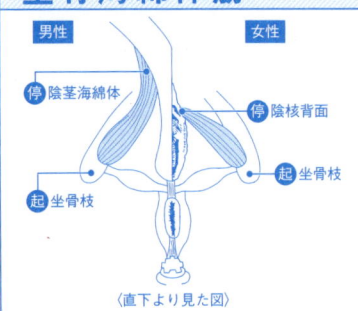

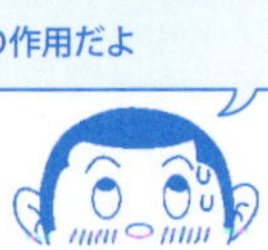

男性／女性

- 停 陰茎海綿体
- 停 陰核背面
- 起 坐骨枝

〈直下より見た図〉

起始	坐骨枝
停止	男性：陰茎海綿体 女性：陰核背面
支配神経	陰部神経

作用

〈イメージ〉

グッ

陰茎・陰茎海綿体を圧迫し勃起を補助

坐骨海綿体筋はかつて、男性では「陰茎勃起筋」、女性では「陰核勃起筋」と呼ばれ、その名の通り勃起を助ける筋なんだ。ちなみに勃起は副交感神経の作用で、射精は交感神経の作用だよ

出題頻度 ▶ 👆👆👆👆👆

Muscle Impact
[体幹]

球海綿体筋（きゅうかいめんたいきん）

男性／女性

- 停 尿道海綿体
- 坐骨海綿体筋（ざこつかいめんたいきん）
- 停 陰核背面
- 深会陰横筋（しんえいんおうきん）
- 浅会陰横筋（せんえいんおうきん）
- 起 会陰腱中心
- 外肛門括約筋（がいこうもんかつやくきん）
- 起 肛門の前面

〈直下より見た図〉

起始	男性：会陰腱中心、尿道球など 女性：肛門の前面
停止	男性：尿道海綿体 女性：陰核背面
支配神経	陰部神経

作用

ギュッ　／　ギュッ

男性：尿道を圧迫し、射精補助

女性：前庭球を圧迫し、膣口を狭める

EDの検査の一つに「球海綿体筋反射潜時測定（きゅうかいめんたいきんはんしゃせんじそくてい）」というのがある。これは亀頭に電気刺激を加えてから球海綿体筋が収縮するまでの時間を測定するもので、この時間が遅いと勃起にかかわる神経の障害がうたがわれるんだそうだ

さみしー

出題頻度 ▶ 🗨🗨🗨🗨🗨

会陰筋

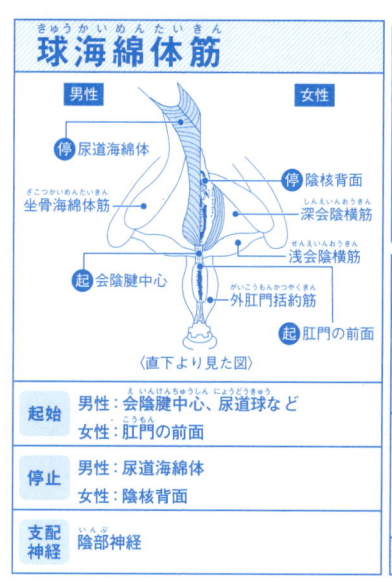

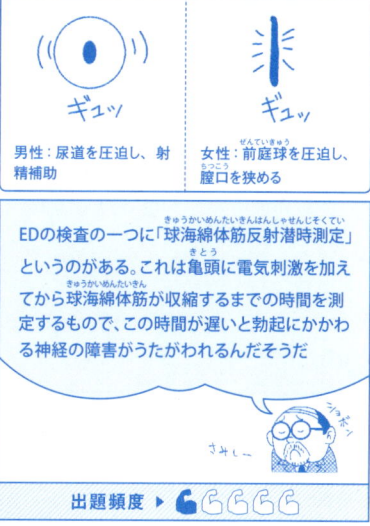

筋肉雑学③

体長2mm程度のノミは10cmもの高さまで跳躍することができる。これをヒトの身長に置き換えるとおおよそ10階建てのビルを跳び越えることに相当する。また、アリは自身の体重の何倍もの荷物を軽々と持ち上げる。これはヒトの体重に換算すると何十トンもの荷物を持ち上げることに相当する。しかし、意外なことにこれら昆虫の超能力のようにもみえる筋肉の性能は単位断面積あたりに発生する力はそれほど大きくなく、むしろ我々ヒトの筋肉が単位断面積あたりに発生する力の方が大きい

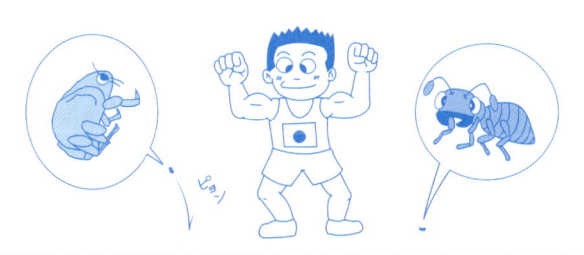

背筋

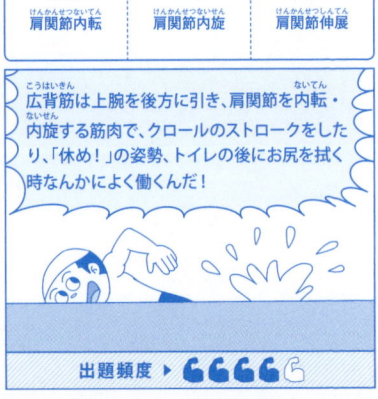

1 浅背筋

僧帽筋

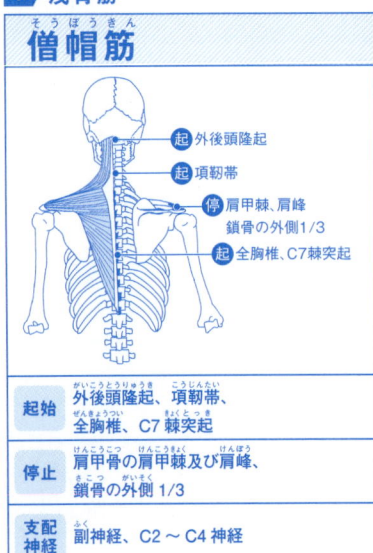

- 起 外後頭隆起
- 起 項靭帯
- 停 肩甲棘、肩峰 鎖骨の外側1/3
- 起 全胸椎、C7棘突起

起始	外後頭隆起、項靭帯、全胸椎、C7棘突起
停止	肩甲骨の肩甲棘及び肩峰、鎖骨の外側1/3
支配神経	副神経、C2〜C4神経

作用

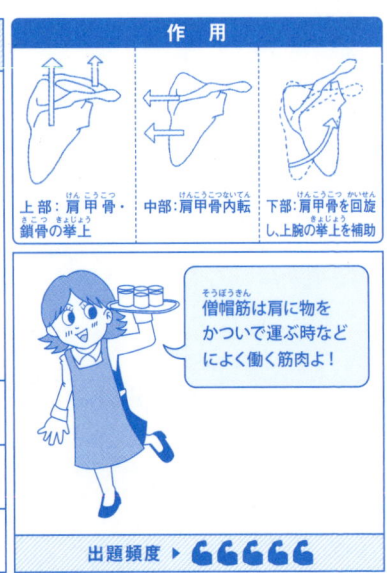

上部：肩甲骨・鎖骨の挙上　中部：肩甲骨内転　下部：肩甲骨を回旋し、上腕の挙上を補助

僧帽筋は肩に物をかついで運ぶ時などによく働く筋肉よ！

出題頻度 ▶ 👾👾👾👾👾

広背筋

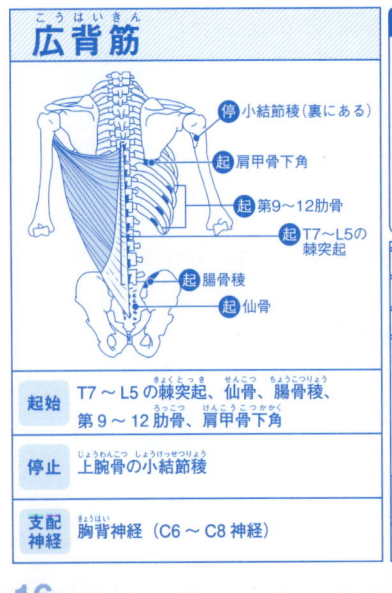

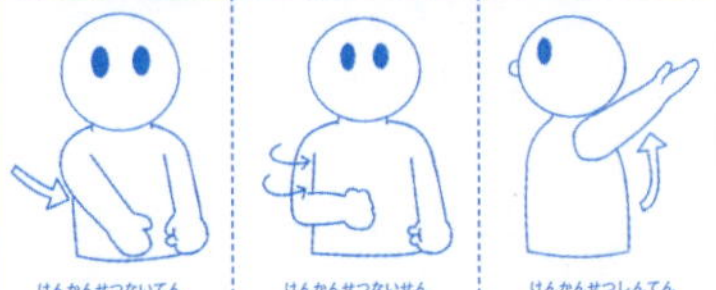

- 停 小結節稜（裏にある）
- 起 肩甲骨下角
- 起 第9〜12肋骨
- 起 T7〜L5の棘突起
- 起 腸骨稜
- 起 仙骨

起始	T7〜L5の棘突起、仙骨、腸骨稜、第9〜12肋骨、肩甲骨下角
停止	上腕骨の小結節稜
支配神経	胸背神経（C6〜C8神経）

作用

肩関節内転　肩関節内旋　肩関節伸展

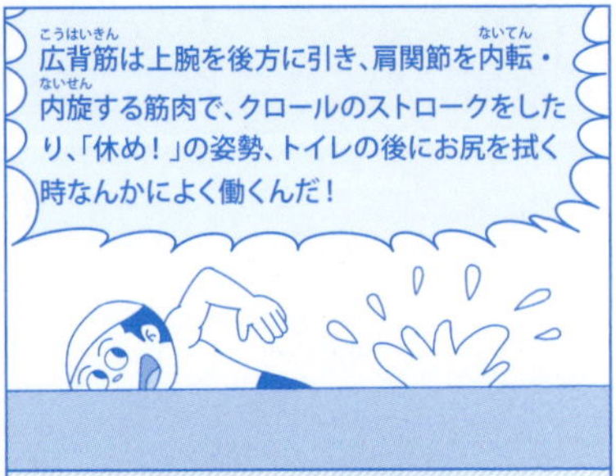

広背筋は上腕を後方に引き、肩関節を内転・内旋する筋肉で、クロールのストロークをしたり、「休め！」の姿勢、トイレの後にお尻を拭く時なんかによく働くんだ！

出題頻度 ▶ 👾👾👾👾👾

Muscle Impact
[体幹]

肩甲挙筋

起 C1～C4横突起
停 肩甲骨上角

作　用

肩甲骨を上内方へ

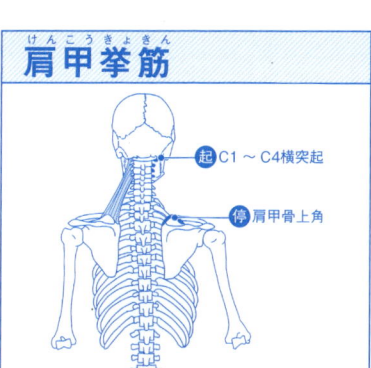

肩甲挙筋は肩甲骨を上内方に引く動作、つまり肩をすぼめる時などによく働くのさ！

起始	C1～C4 横突起
停止	肩甲骨上角
支配神経	肩甲背神経（C5神経）

出題頻度 ▶

小菱形筋

起 C6・7棘突起
停 肩甲骨の内側縁上方

作　用

肩甲骨を上内方へ

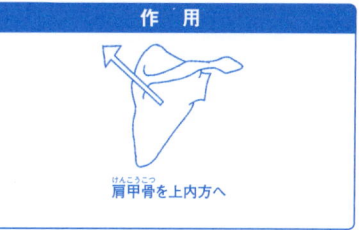

大・小菱形筋が衰えると、背中が丸まってくるよ。若々しい体型、姿勢を維持するために、これらの筋は必要なんだ！

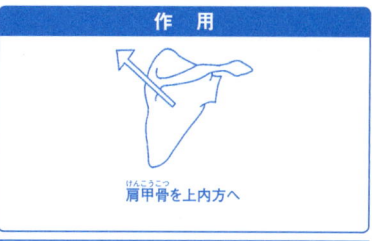

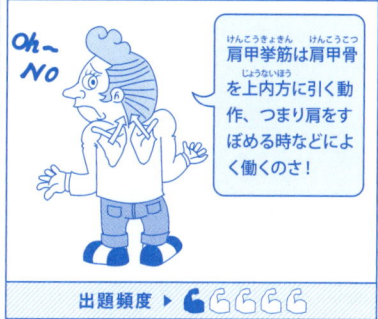

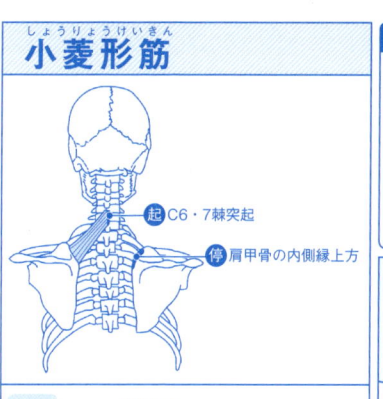

起始	C6・C7 棘突起
停止	肩甲骨の内側縁上方
支配神経	肩甲背神経（C5神経）

出題頻度 ▶

背筋

大菱形筋

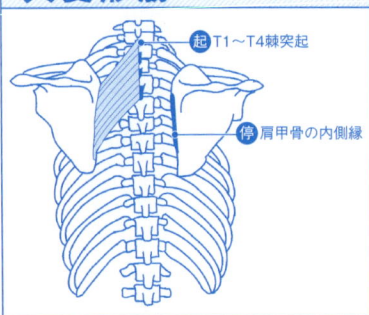

起 T1〜T4棘突起
停 肩甲骨の内側縁

起始	T1〜T4棘突起
停止	肩甲骨の内側縁
支配神経	肩甲背神経（C5神経）

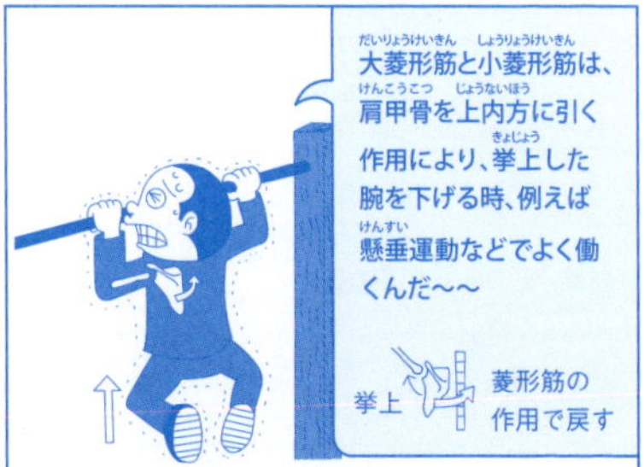

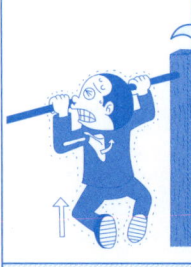

作用

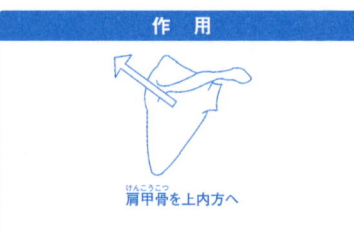

肩甲骨を上内方へ

大菱形筋と小菱形筋は、肩甲骨を上内方に引く作用により、挙上した腕を下げる時、例えば懸垂運動などでよく働くんだ〜〜

挙上　菱形筋の作用で戻す

出題頻度 ▶ 🦾🦾🦾🦾🦾

2 深背筋

上後鋸筋

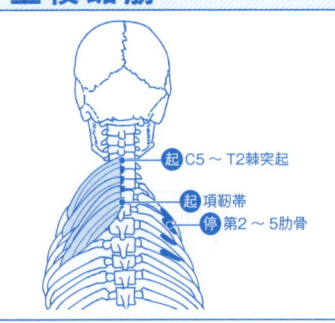

起 C5〜T2棘突起
起 項靱帯
停 第2〜5肋骨

起始	C5〜T2棘突起、項靱帯
停止	第2〜5肋骨
支配神経	肋間神経（T1〜T4神経）

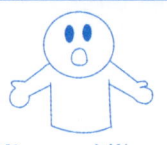

作用

肋骨を引き上げ、吸息を補助

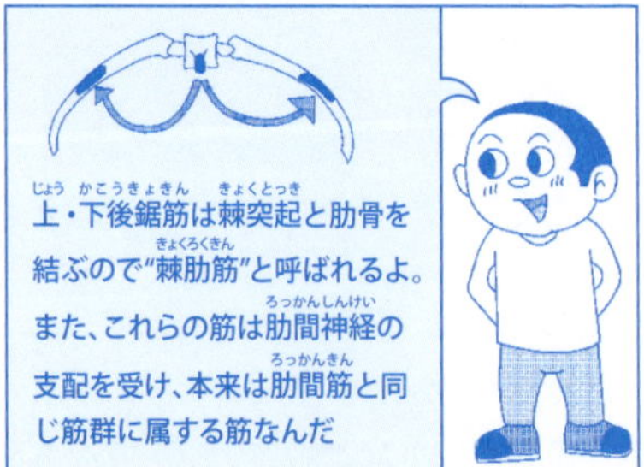

上・下後鋸筋は棘突起と肋骨を結ぶので"棘肋筋"と呼ばれるよ。また、これらの筋は肋間神経の支配を受け、本来は肋間筋と同じ筋群に属する筋なんだ

出題頻度 ▶ 🦾🦾🦾🦾🦾

Muscle Impact
[体幹]

下後鋸筋

起 T10～L2棘突起
停 第9～12肋骨

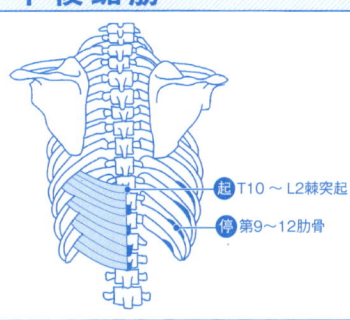

起始	T10～L2棘突起
停止	第9～12肋骨
支配神経	肋間神経（T9～T12神経）

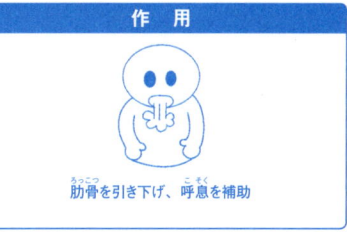

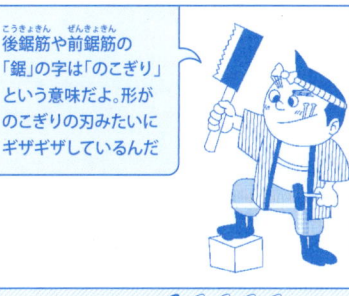

作用

肋骨を引き下げ、呼息を補助

後鋸筋や前鋸筋の「鋸」の字は「のこぎり」という意味だよ。形がのこぎりの刃みたいにギザギザしているんだ

出題頻度 ▶ 🔉🔉🔉🔉🔉

背筋

板状筋

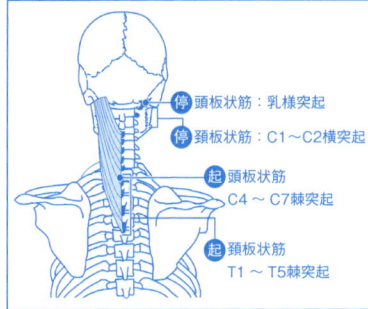

停 頭板状筋：乳様突起
停 頚板状筋：C1～C2横突起
起 頭板状筋 C4～C7棘突起
起 頚板状筋 T1～T5棘突起

起始	頭板状筋：下部頚椎（C4～C7）の棘突起 頚板状筋：上部胸椎（T1～T5）の棘突起
停止	頭板状筋：乳様突起 頚板状筋：C1～C2横突起
支配神経	脊髄神経後枝

作用

両側同時：頭部を背屈　片側：頭部の側屈

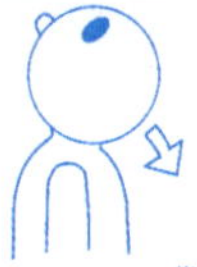

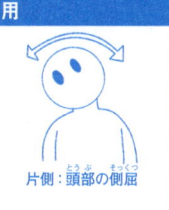

板状筋は、頭が重力で前方に傾かないように保持し、前屈位から復するように働くの。乳様突起に停止するものを「頭板状筋」、C1・C2横突起に停止するものを頚板状筋と区別するよ！

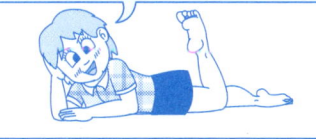

出題頻度 ▶ 🔉🔉🔉🔉🔉

19

脊柱起立筋（せきちゅうきりつきん）

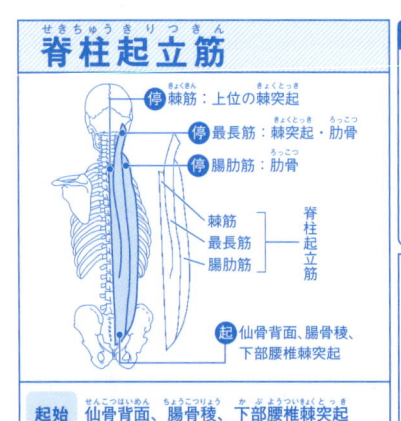

- 停 棘筋：上位の棘突起
- 停 最長筋：棘突起・肋骨
- 停 腸肋筋：肋骨

棘筋
最長筋
腸肋筋
｝脊柱起立筋

起 仙骨背面、腸骨稜、下部腰椎棘突起

起始	仙骨背面、腸骨稜、下部腰椎棘突起
停止	腸肋筋：肋骨 最長筋：棘突起、肋骨　棘筋：上位の棘突起
支配神経	脊髄神経後枝

作用

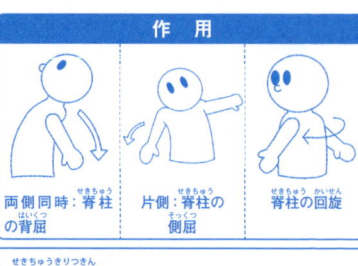

- 両側同時：脊柱の背屈
- 片側：脊柱の側屈
- 脊柱の回旋

脊柱起立筋は豚や牛でいうと「ロース」の部分。ヒトでは直立の姿勢を支える重要な筋肉

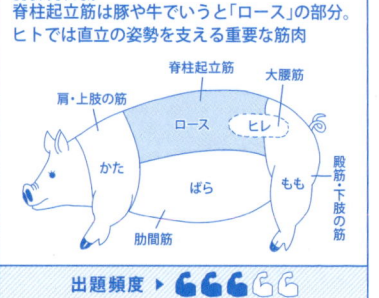

肩・上肢の筋／脊柱起立筋／大腰筋／ヒレ／かた／ロース／ばら／もも／殿筋・下肢の筋／肋間筋

出題頻度 ▶ 🕹🕹🕹🕹🕹

横突棘筋（おうとつきょくきん）

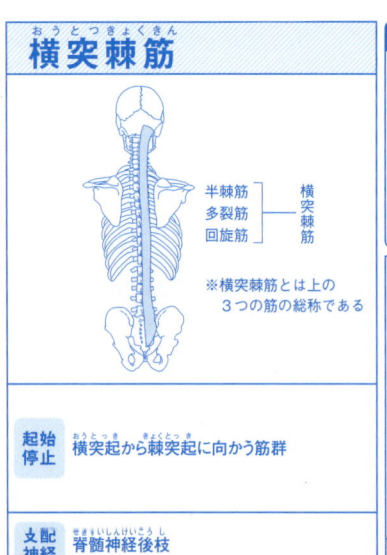

半棘筋
多裂筋
回旋筋
｝横突棘筋

※横突棘筋とは上の3つの筋の総称である

起始 停止	横突起から棘突起に向かう筋群
支配神経	脊髄神経後枝

作用

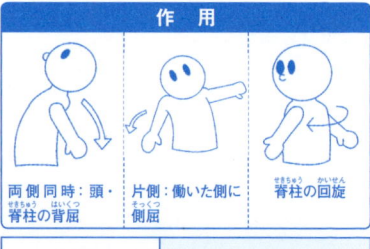

- 両側同時：頭・脊柱の背屈
- 片側：働いた側に側屈
- 脊柱の回旋

コックリコックリ

横突棘筋は頭の保持に重要な筋です。居眠りした時に頭が前方に落ちるのは横突棘筋が弛緩するからなんだ……ムニャムニャ

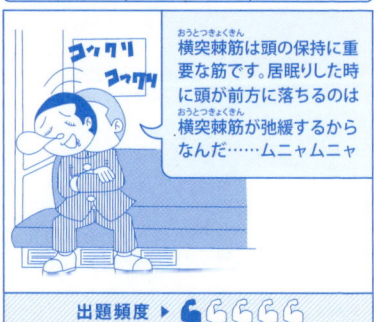

出題頻度 ▶ 🕹🕹🕹🕹🕹

Muscle Impact
[体幹]

3 後頭下筋

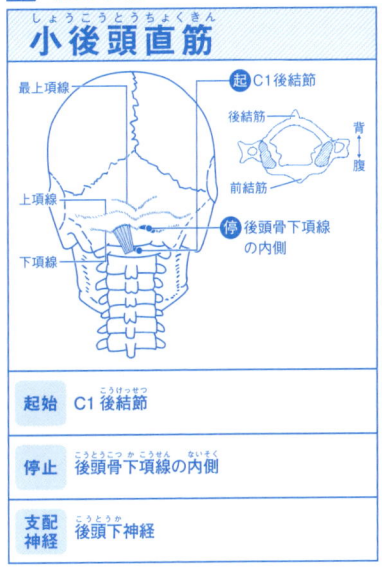

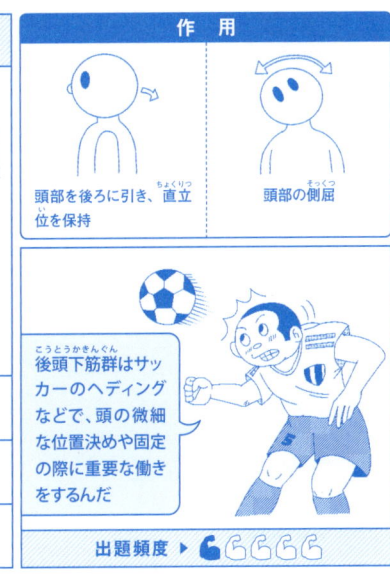

小後頭直筋

最上項線
上項線
下項線
起 C1後結節
後結節
前結節
背←→腹
停 後頭骨下項線の内側

起始	C1後結節
停止	後頭骨下項線の内側
支配神経	後頭下神経

作用

頭部を後ろに引き、直立位を保持

頭部の側屈

後頭下筋群はサッカーのヘディングなどで、頭の微細な位置決めや固定の際に重要な働きをするんだ

出題頻度 ▶ 🖐🖐🖐🖐🖐

背筋

大後頭直筋

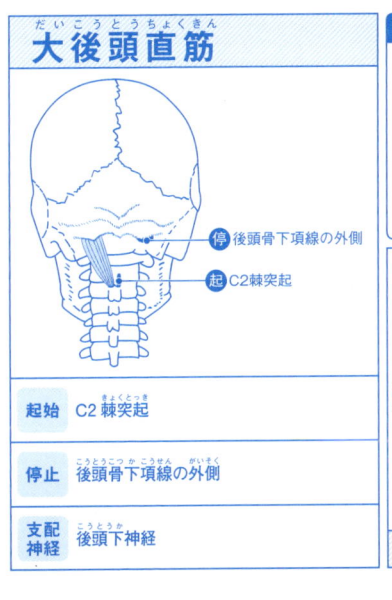

停 後頭骨下項線の外側
起 C2棘突起

起始	C2棘突起
停止	後頭骨下項線の外側
支配神経	後頭下神経

作用

頭部を後ろに引き、直立位を保持

頭部の側屈

足の少陽胆経の「風池」という経穴に直刺していくと、大後頭直筋にあたるよ

風池

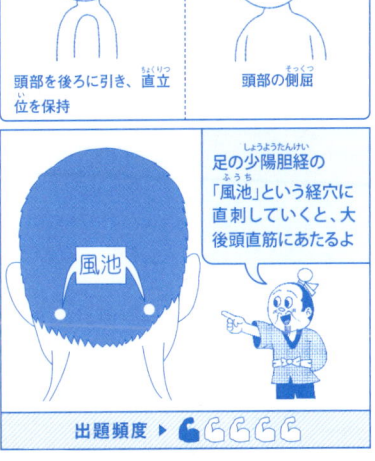

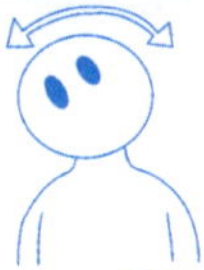

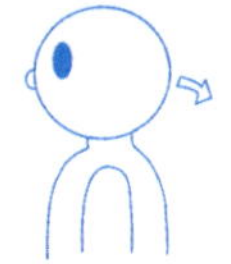

出題頻度 ▶ 🖐🖐🖐🖐🖐

21

上頭斜筋（じょうとうしゃきん）

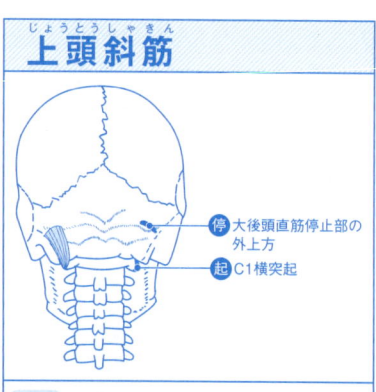

起始	C1 横突起
停止	大後頭直筋停止部の外上方
支配神経	後頭下神経

作用
- 頭部を後ろに引き、直立位を保持
- 頭部の側屈

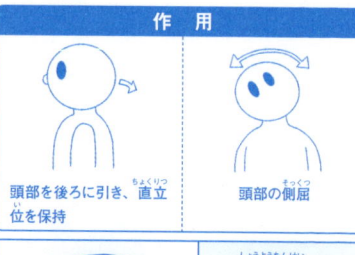

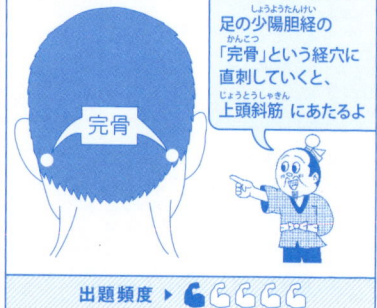

足の少陽胆経の「完骨（しょうようたんけい）」という経穴に直刺していくと、上頭斜筋にあたるよ

出題頻度 ▶ 💬💬💬💬💬

下頭斜筋（かとうしゃきん）

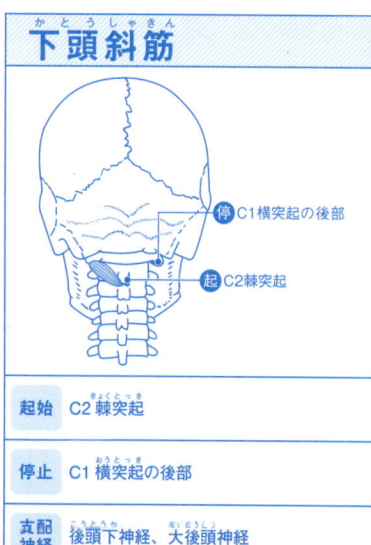

起始	C2 棘突起
停止	C1 横突起の後部
支配神経	後頭下神経、大後頭神経

作用
- 頭部の回旋

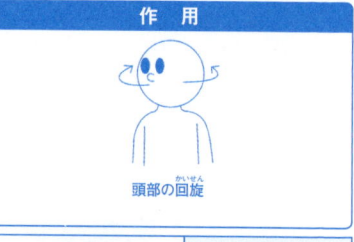

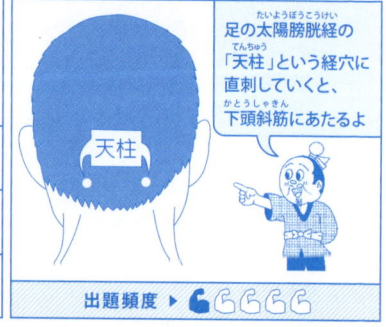

足の太陽膀胱経の「天柱」という経穴に直刺していくと、下頭斜筋にあたるよ

出題頻度 ▶ 💬💬💬💬💬

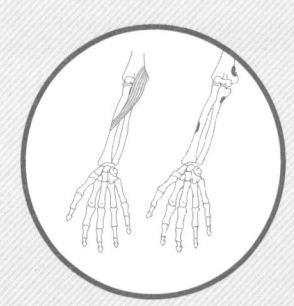

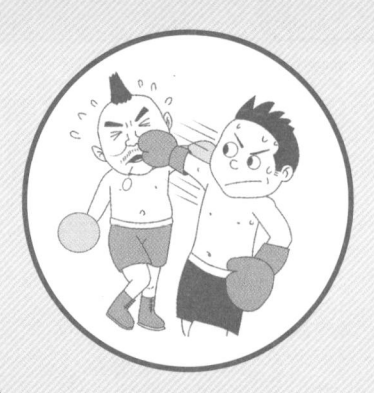

Muscle Impact
02

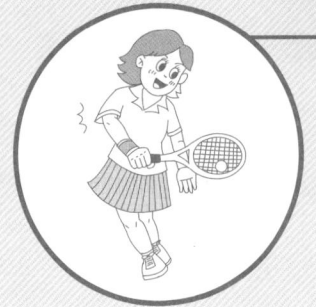

上肢

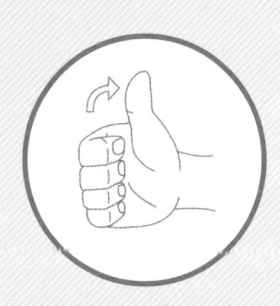

上肢の筋

1 上肢帯の筋

三角筋

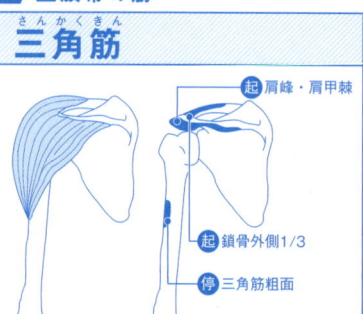

起:肩峰・肩甲棘
起:鎖骨外側1/3
停:三角筋粗面

〈後面〉

起始	肩峰、肩甲棘、鎖骨外側1/3
停止	上腕骨の三角筋粗面
支配神経	腋窩神経

作用

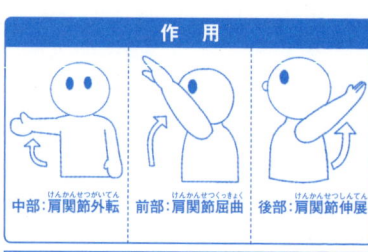

中部:肩関節外転　前部:肩関節屈曲　後部:肩関節伸展

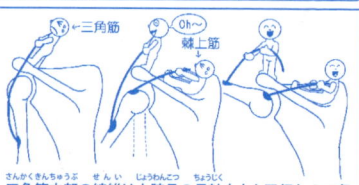

三角筋中部の線維は上腕骨の長軸方向と平行なので収縮しても直ちに肩関節を外転できない。そこで棘上筋が収縮して肩関節を軽度外転させるので、三角筋による外転が可能になる

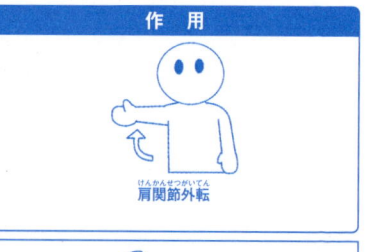

出題頻度 ▶ 😃😃😃😃😃

棘上筋

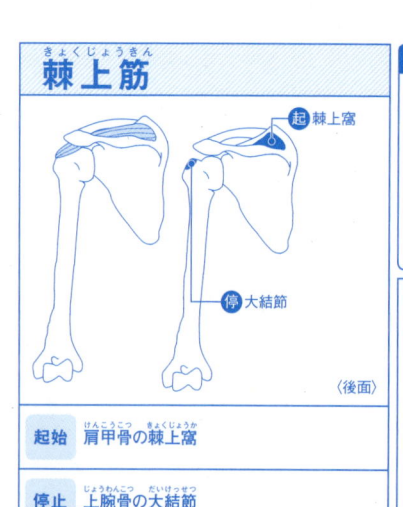

起:棘上窩
停:大結節

〈後面〉

起始	肩甲骨の棘上窩
停止	上腕骨の大結節
支配神経	肩甲上神経

作用

肩関節外転

投球動作を行う際、上腕骨頭が肩甲骨の関節窩から抜けようとするのを、棘上筋が抵抗し、肩甲上腕関節の安定性を保っている

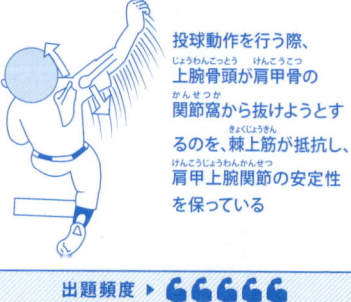

出題頻度 ▶ 😃😃😃😃😃

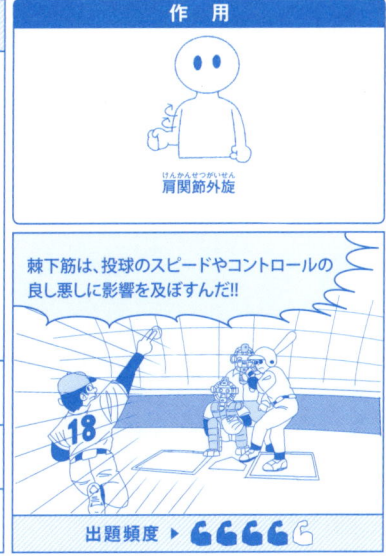

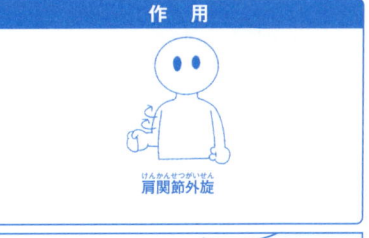

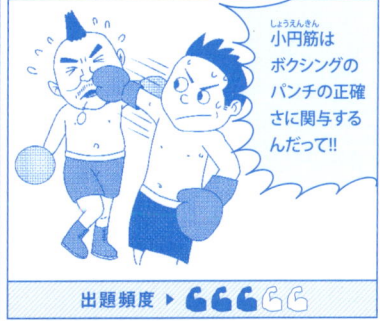

Muscle Impact
[上肢]

棘下筋
きょくかきん

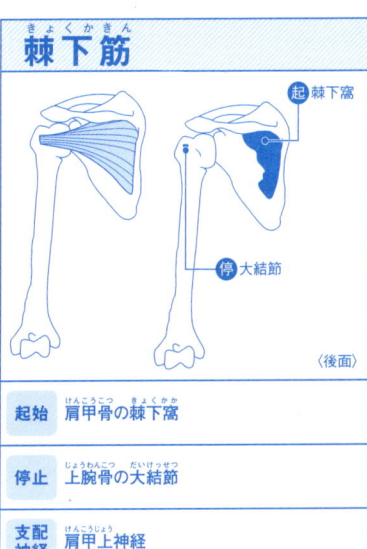

作用

肩関節外旋
けんかんせつがいせん

起始	肩甲骨の棘下窩
停止	上腕骨の大結節
支配神経	肩甲上神経

〈後面〉
起 棘下窩
停 大結節

棘下筋は、投球のスピードやコントロールの良し悪しに影響を及ぼすんだ!!

出題頻度 ▶ 💪💪💪💪💪

上肢の筋

小円筋
しょうえんきん

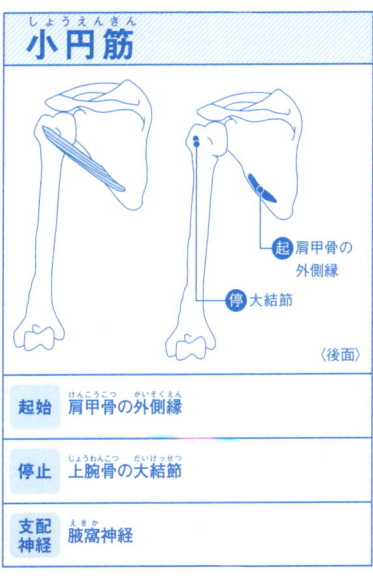

作用

肩関節外旋
けんかんせつがいせん

起始	肩甲骨の外側縁
停止	上腕骨の大結節
支配神経	腋窩神経

〈後面〉
起 肩甲骨の外側縁
停 大結節

小円筋はボクシングのパンチの正確さに関与するんだって!!

出題頻度 ▶ 💪💪💪💪💪

25

肩甲下筋（けんこうかきん）

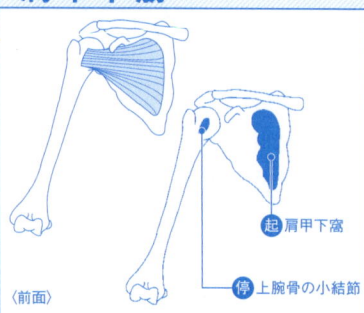

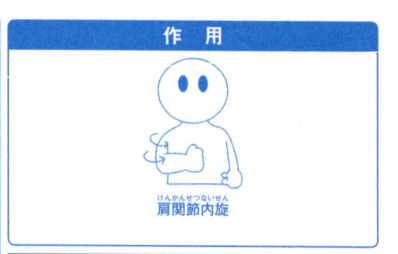

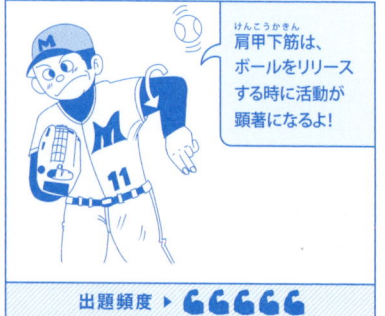

〈前面〉

起 肩甲下窩
停 上腕骨の小結節

起始	肩甲下窩（けんこうか）
停止	上腕骨の小結節（じょうわんこつ しょうけっせつ）
支配神経	肩甲下神経（けんこうか）

作用

肩関節内旋（けんかんせつないせん）

肩甲下筋は、ボールをリリースする時に活動が顕著になるよ！

出題頻度 ▶ 🕹🕹🕹🕹🕹

大円筋（だいえんきん）

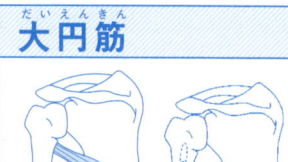

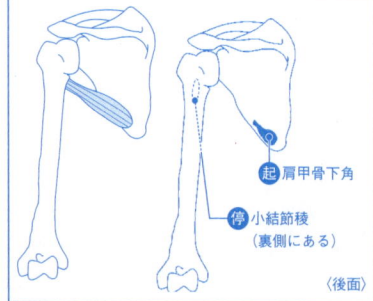

起 肩甲骨下角
停 小結節稜（裏側にある）

〈後面〉

起始	肩甲骨下角（けんこうこつかかく）
停止	上腕骨の小結節稜（じょうわんこつ しょうけっせつりょう）
支配神経	肩甲下神経（けんこうか）

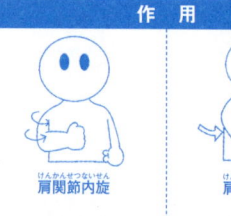

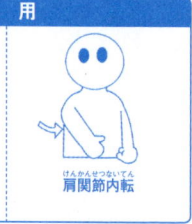

作用

肩関節内旋（けんかんせつないせん）　肩関節内転（けんかんせつないてん）

ボクシングでは、パンチカアップに貢献する筋肉の一つなんだって

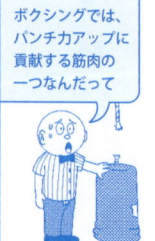

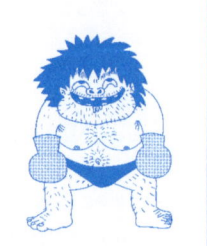

出題頻度 ▶ 🕹🕹🕹🕹🕹

上腕の筋

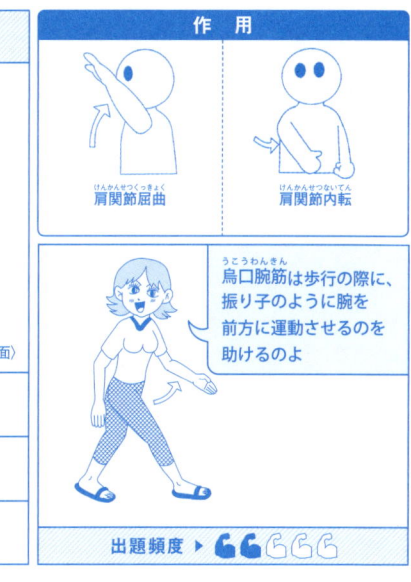

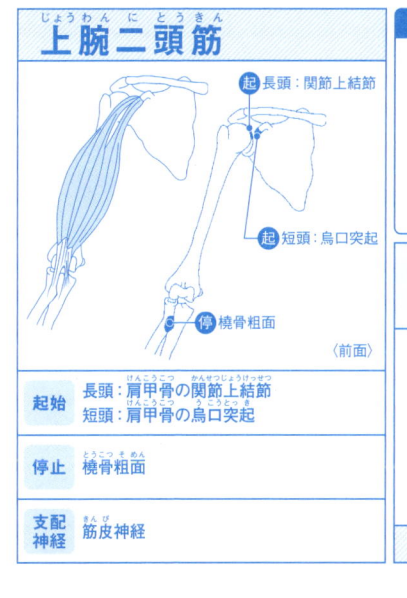

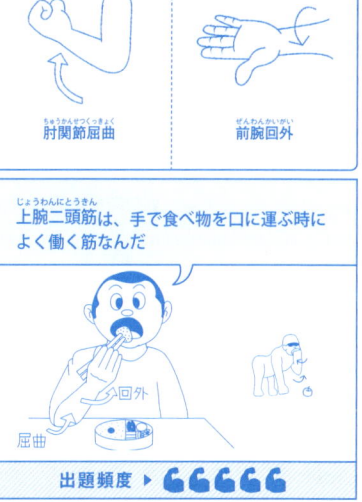

Muscle Impact
[上肢]

烏口腕筋

起 烏口突起
停 上腕骨体
〈前面〉

起始	肩甲骨の烏口突起
停止	上腕骨体
支配神経	筋皮神経

作用

肩関節屈曲 / 肩関節内転

烏口腕筋は歩行の際に、振り子のように腕を前方に運動させるのを助けるのよ

出題頻度 ▶ 🗨🗨🗨🗨🗨

上腕二頭筋

起 長頭：関節上結節
起 短頭：烏口突起
停 橈骨粗面
〈前面〉

起始	長頭：肩甲骨の関節上結節 短頭：肩甲骨の烏口突起
停止	橈骨粗面
支配神経	筋皮神経

作用

肘関節屈曲 / 前腕回外

上腕二頭筋は、手で食べ物を口に運ぶ時によく働く筋なんだ

回外 / 屈曲

出題頻度 ▶ 🗨🗨🗨🗨🗨

上腕筋（じょうわんきん）

〈後面〉

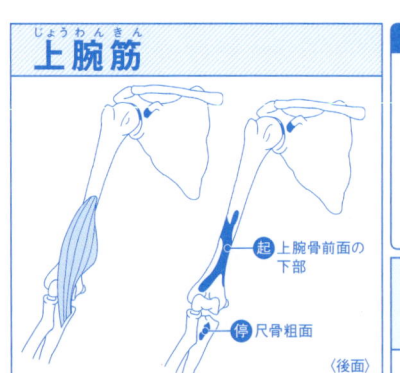

起：上腕骨前面の下部
停：尺骨粗面

起始	上腕骨前面の下部
停止	尺骨粗面
支配神経	筋皮神経

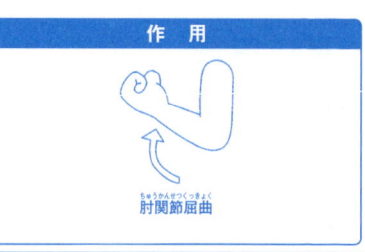

作用

肘関節屈曲

上腕筋は、回転しない尺骨に停止するため、前腕が回内・回外のいずれの状態にあっても、常に肘関節の屈曲に強く働く筋肉なんだ

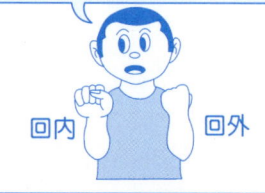

回内　　回外

出題頻度 ▶ 🦵🦵🦵🦵🦵

上腕三頭筋（じょうわんさんとうきん）

〈後面〉

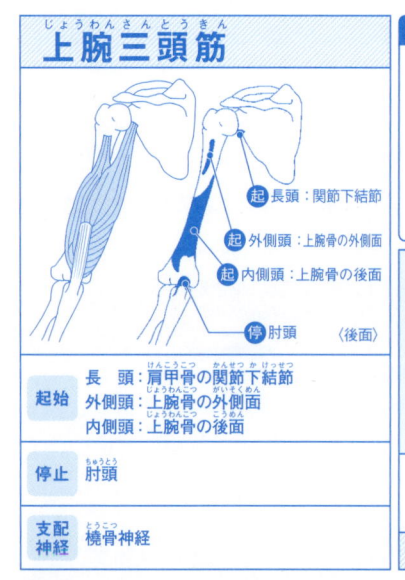

起 長頭：関節下結節
起 外側頭：上腕骨の外側面
起 内側頭：上腕骨の後面
停：肘頭

起始	長　頭：肩甲骨の関節下結節 外側頭：上腕骨の外側面 内側頭：上腕骨の後面
停止	肘頭
支配神経	橈骨神経

作用

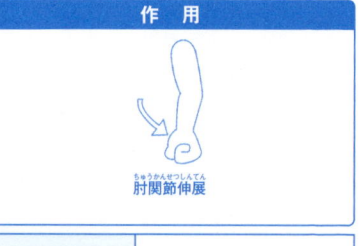

肘関節伸展

上腕三頭筋は、何かを押すという動作で強く働く筋肉で〜す！腕立て伏せでもよく働くよ！

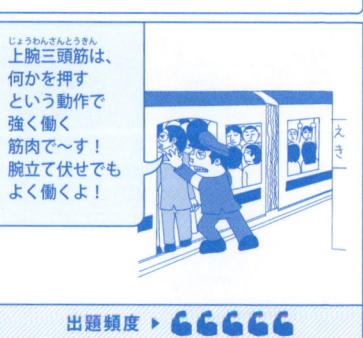

出題頻度 ▶ 🦵🦵🦵🦵🦵

Muscle Impact
[上肢]

肘筋 (ちゅうきん)

起 外側上顆
停 尺骨後面の上部

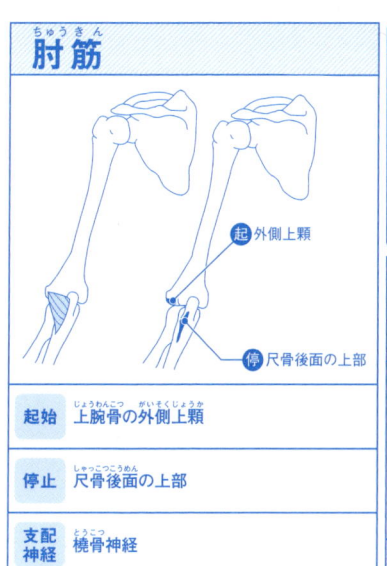

起始 上腕骨の外側上顆(じょうわんこつ がいそくじょうか)

停止 尺骨後面の上部(しゃっこつこうめん)

支配神経 橈骨神経(とうこつ)

作用

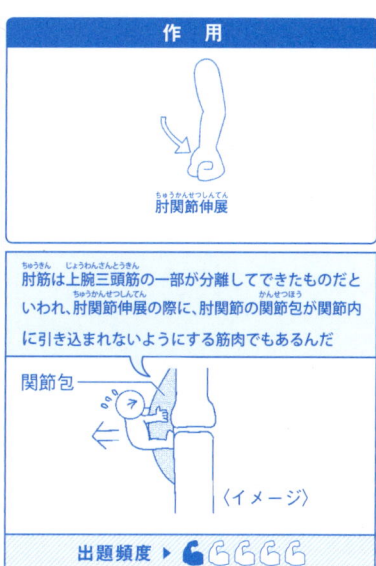

肘関節伸展(ちゅうかんせつしんてん)

肘筋は上腕三頭筋(じょうわんさんとうきん)の一部が分離してできたものだといわれ、肘関節伸展の際に、肘関節の関節包(かんせつほう)が関節内に引き込まれないようにする筋肉でもあるんだ

関節包

〈イメージ〉

出題頻度 ▶ 🍴🍴🍴🍴

上腕の筋

上腕部の断面図

- 上腕二頭筋長頭(じょうわんにとうきんちょうとう)
- 上腕筋(じょうわんきん)
- 烏口腕筋(うこうわんきん)
- 上腕三頭筋内側頭(じょうわんさんとうきんないそくとう)
- 上腕三頭筋長頭(じょうわんさんとうきんちょうとう)
- 上腕三頭筋外側頭(じょうわんさんとうきんがいそくとう)

29

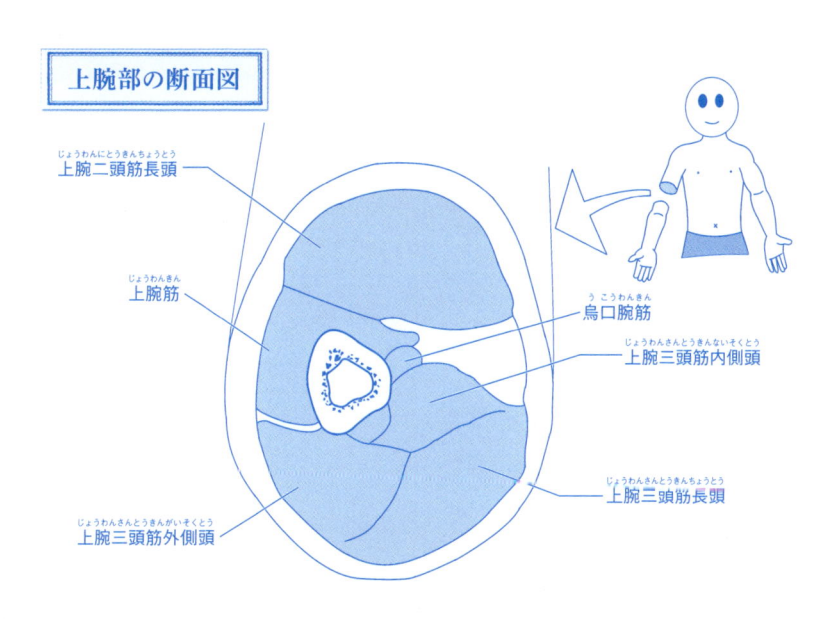

前腕の筋

1 浅層の屈筋

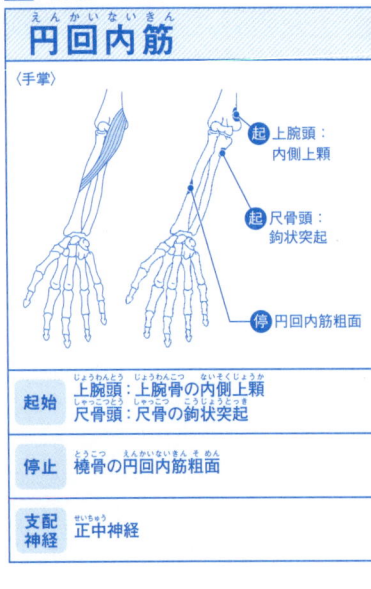

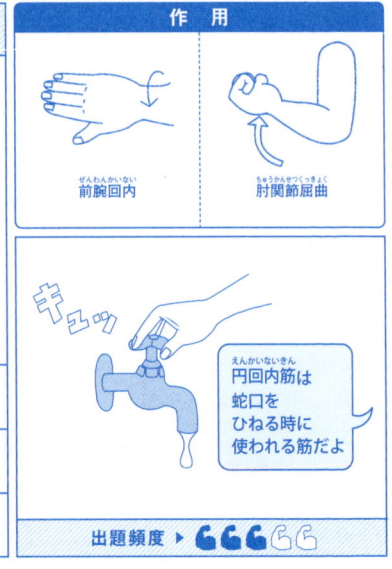

円回内筋

〈手掌〉

- 起 上腕頭：内側上顆
- 起 尺骨頭：鉤状突起
- 停 円回内筋粗面

起始	上腕頭：上腕骨の内側上顆 尺骨頭：尺骨の鉤状突起
停止	橈骨の円回内筋粗面
支配神経	正中神経

作用

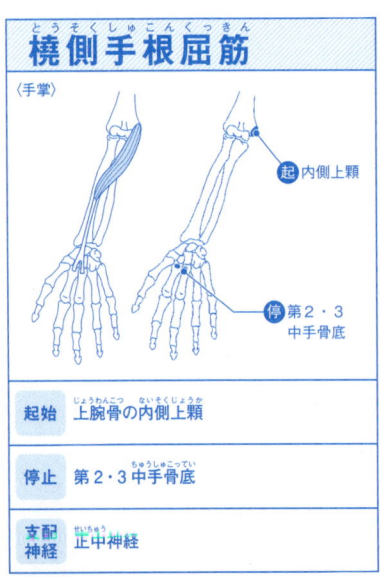

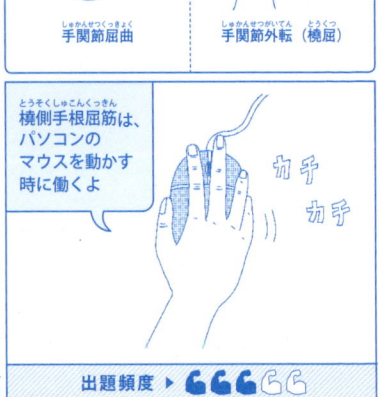

前腕回内　　肘関節屈曲

円回内筋は蛇口をひねる時に使われる筋だよ

出題頻度 ▶ 👄👄👄👄👄

橈側手根屈筋

〈手掌〉

- 起 内側上顆
- 停 第2・3中手骨底

起始	上腕骨の内側上顆
停止	第2・3中手骨底
支配神経	正中神経

作用

手関節屈曲　　手関節外転（橈屈）

橈側手根屈筋は、パソコンのマウスを動かす時に働くよ

カチカチ

出題頻度 ▶ 👄👄👄👄👄

Muscle Impact
[上肢]

長掌筋(ちょうしょうきん)

〈手掌〉

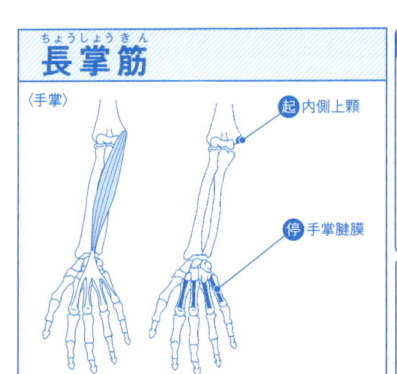

起 内側上顆
停 手掌腱膜

起始	上腕骨の内側上顆
停止	手掌腱膜
支配神経	正中神経

作用

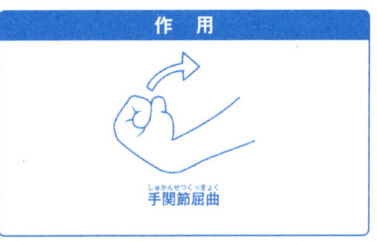

手関節屈曲

その昔、中手指節関節を曲げる筋であったが、その役割を指屈筋にとって代わられたため、退化がすすむ。実際にはなくても支障のない筋で、腱の自家移植に利用される

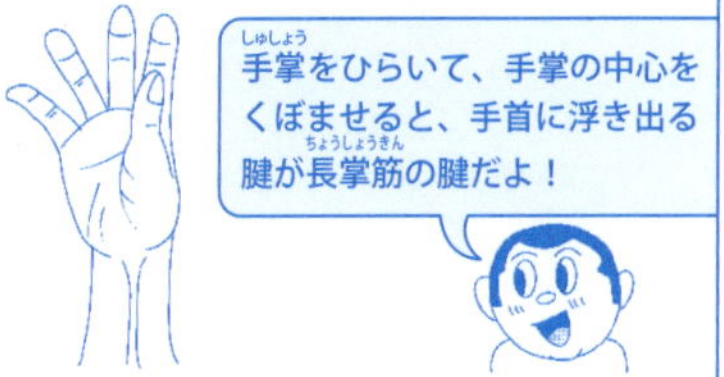

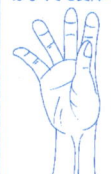

手掌をひらいて、手掌の中心をくぼませると、手首に浮き出る腱が長掌筋の腱だよ！

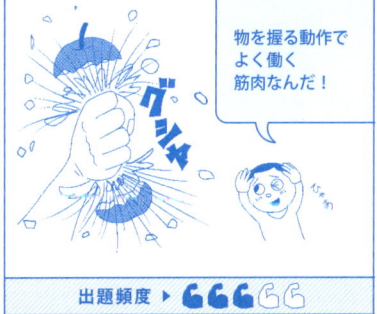

出題頻度 ▶ 🕹🕹🕹🕹🕹

前腕の筋

浅指屈筋(せんしくっきん)

〈手掌〉

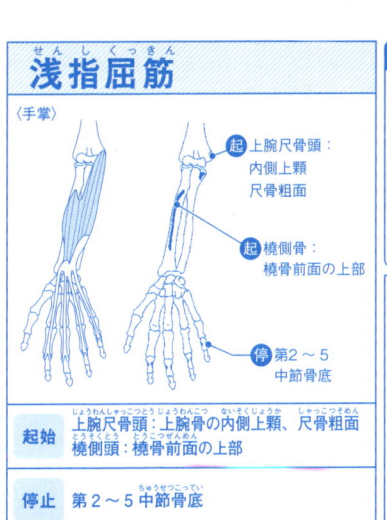

起 上腕尺骨頭：内側上顆 尺骨粗面
起 橈側骨：橈骨前面の上部
停 第2〜5 中節骨底

起始	上腕尺骨頭：上腕骨の内側上顆、尺骨粗面 橈側頭：橈骨前面の上部
停止	第2〜5中節骨底
支配神経	正中神経

作用

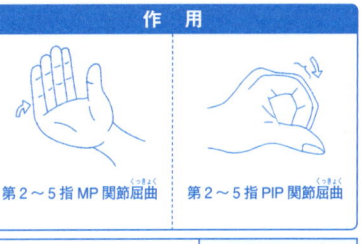

第2〜5指MP関節屈曲 | 第2〜5指PIP関節屈曲

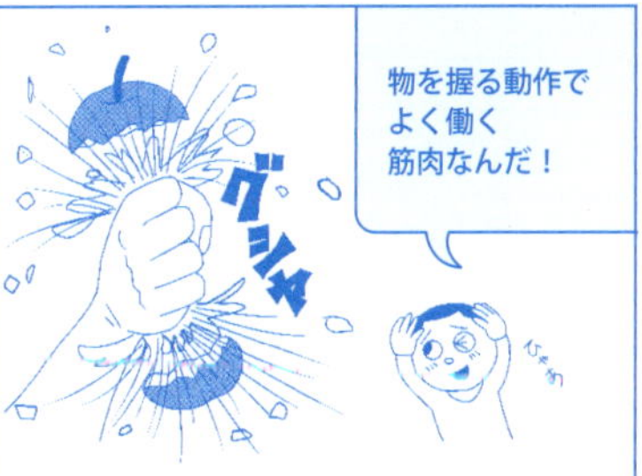

物を握る動作でよく働く筋肉なんだ！

出題頻度 ▶ 🕹🕹🕹🕹🕹

尺側手根屈筋

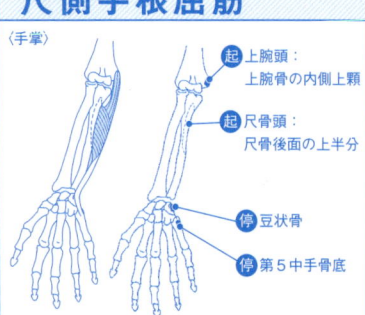

〈手掌〉

- 起 上腕頭：上腕骨の内側上顆
- 起 尺骨頭：尺骨後面の上半分
- 停 豆状骨
- 停 第5中手骨底

起始	上腕頭：上腕骨の内側上顆 尺骨頭：尺骨後面の上半分
停止	豆状骨、第5中手骨底
支配神経	尺骨神経

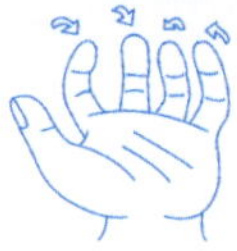

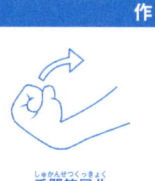

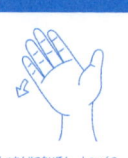

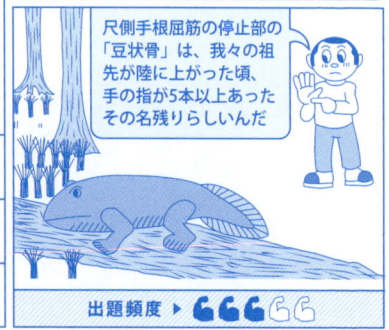

作用

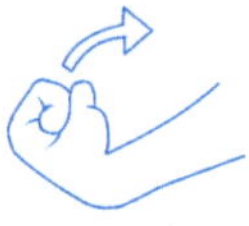

手関節屈曲 ／ 手関節内転（尺屈）

尺側手根屈筋の停止部の「豆状骨」は、我々の祖先が陸に上がった頃、手の指が5本以上あったその名残りらしいんだ

出題頻度 ▶ 👾👾👾👾👾

2 深層の屈筋

深指屈筋

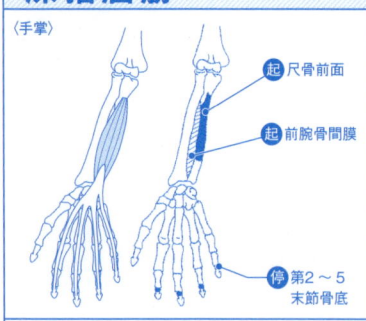

〈手掌〉

- 起 尺骨前面
- 起 前腕骨間膜
- 停 第2～5末節骨底

起始	尺骨前面、前腕骨間膜
停止	第2～5末節骨底
支配神経	橈側：正中神経 尺側：尺骨神経

作用

第2～5指DIP関節屈曲

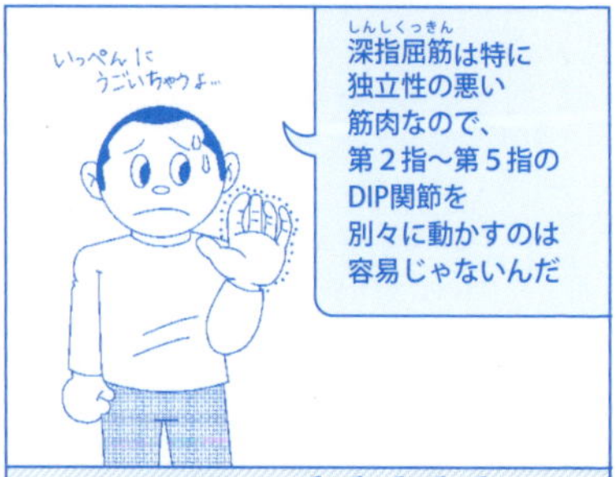

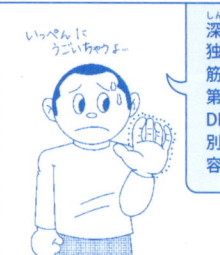

いっぺんにうごいちゃうよー

深指屈筋は特に独立性の悪い筋肉なので、第2指～第5指のDIP関節を別々に動かすのは容易じゃないんだ

出題頻度 ▶ 👾👾👾👾👾

Muscle Impact

[上肢]

長母指屈筋（ちょうぼしくっきん）

〈手掌〉

起 橈骨前面
起 前腕骨間膜
停 母指末節骨底

起始 橈骨前面、前腕骨間膜

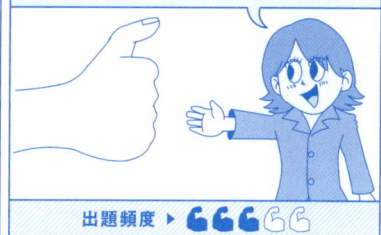

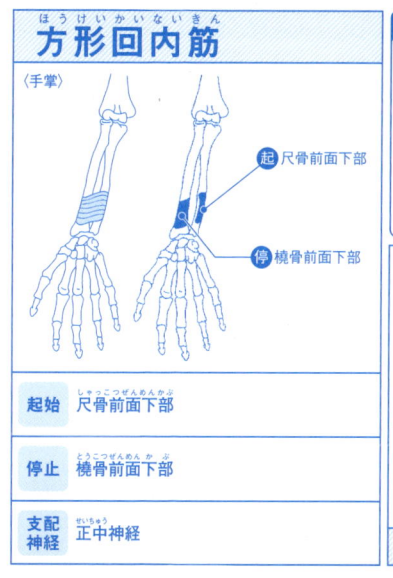

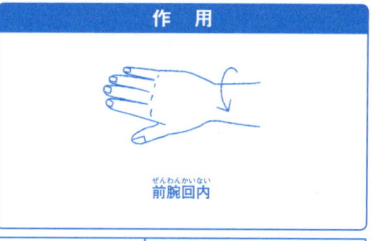

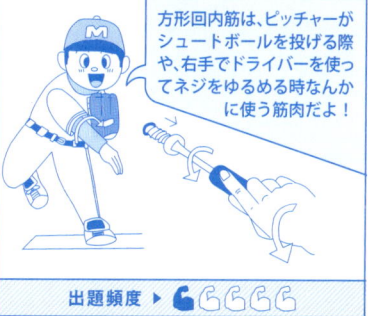

停止 母指末節骨底

支配神経 正中神経

作用

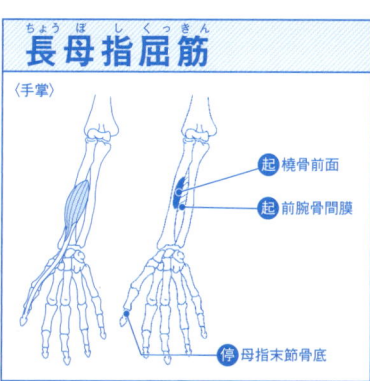

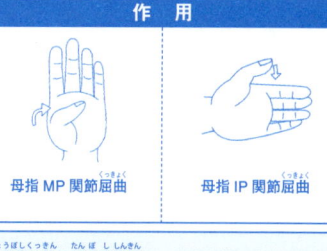

母指MP関節屈曲　　母指IP関節屈曲

長母指屈筋と短母指伸筋はヒトだけが持っている新しい筋肉で、この2つの筋肉を使った「親指の指先だけを曲げる運動」はヒトにだけゆるされたものなんだって！

出題頻度 ▶ 🟦🟦🟦🟦🟦

前腕の筋

方形回内筋（ほうけいかいないきん）

〈手掌〉

起 尺骨前面下部
停 橈骨前面下部

起始 尺骨前面下部

停止 橈骨前面下部

支配神経 正中神経

作用

前腕回内

方形回内筋は、ピッチャーがシュートボールを投げる際や、右手でドライバーを使ってネジをゆるめる時なんかに使う筋肉だよ！

出題頻度 ▶ 🟦🟦🟦🟦🟦

33

③ 浅層の伸筋

腕橈骨筋

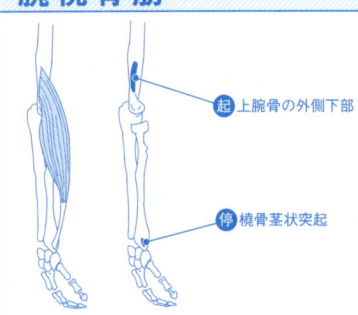

- 起：上腕骨の外側下部
- 停：橈骨茎状突起

起始	上腕骨の外側下部
停止	橈骨茎状突起
支配神経	橈骨神経

作用

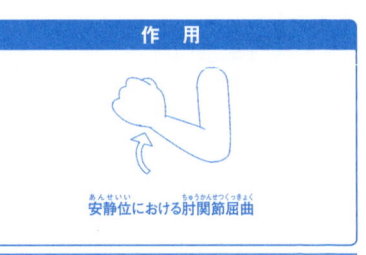

安静位における肘関節屈曲

ネコにはできる木登り。イヌにはできないのは、この腕橈骨筋がイヌではほとんど退化（？）してなくなっているためなんだ。腕橈骨筋は、前肢の動きの自由度に関係する筋だよ

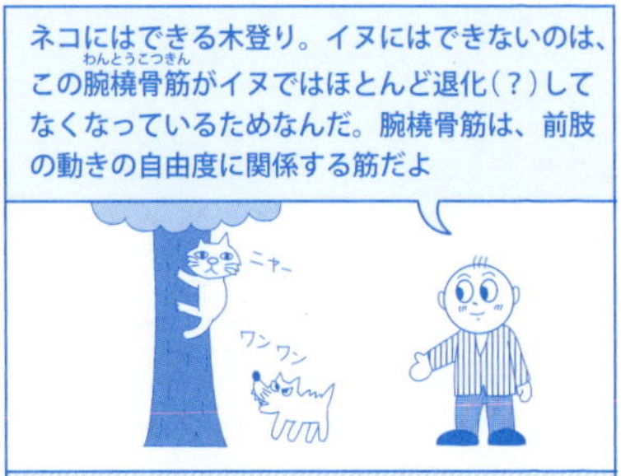

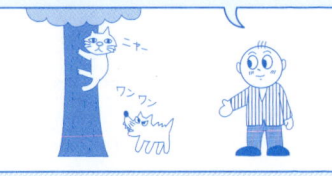

ニャー
ワンワン

出題頻度 ▶ 🍒🍒🍒🍒🍒

長橈側手根伸筋

〈手背〉
- 起：外側上顆
- 停：第2中手骨底

起始	上腕骨の外側上顆
停止	第2中手骨底
支配神経	橈骨神経

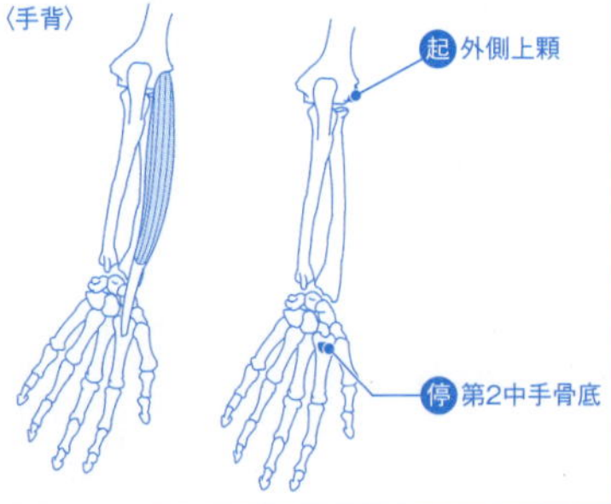

作用

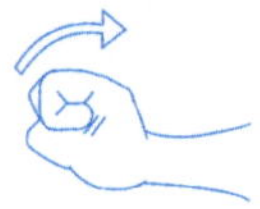

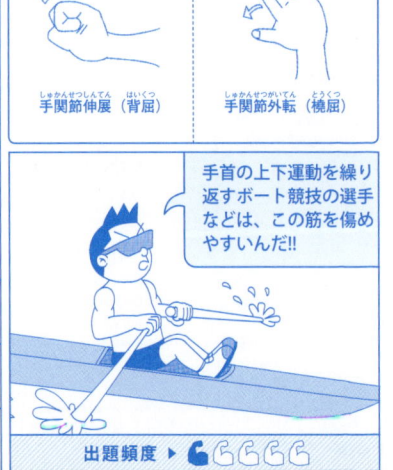

手関節伸展（背屈） 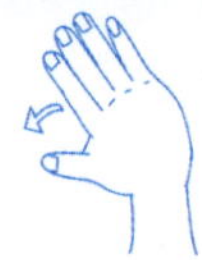　手関節外転（橈屈）

手首の上下運動を繰り返すボート競技の選手などは、この筋を傷めやすいんだ!!

出題頻度 ▶ 🍒🍒🍒🍒🍒

Muscle Impact
［上肢］

短橈側手根伸筋
たんとうそくしゅこんしんきん

〈手背〉

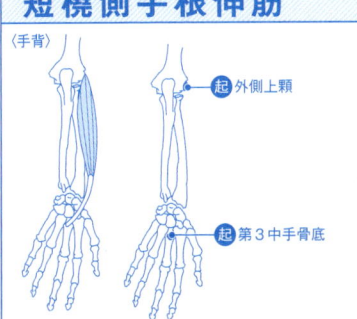

起 外側上顆
起 第3中手骨底

起始	上腕骨の外側上顆
停止	第3中手骨底
支配神経	橈骨神経

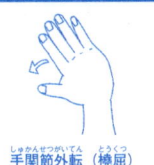

作用

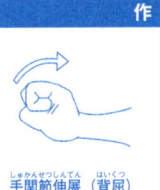

手関節伸展（背屈） 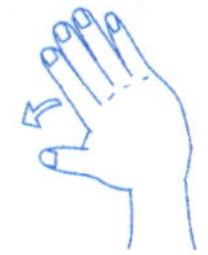　　手関節外転（橈屈）

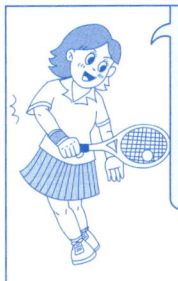

テニスのバックハンドで正確にボールを捉えられない時に受ける衝撃を、この筋で対抗しようとして、対抗しきれずに微少断裂が生じると、いわゆる「テニス肘」になってしまうのよ

出題頻度 ▶ 🦴🦴🦴🦴🦴

前腕の筋

総指伸筋
そうししんきん

〈手背〉

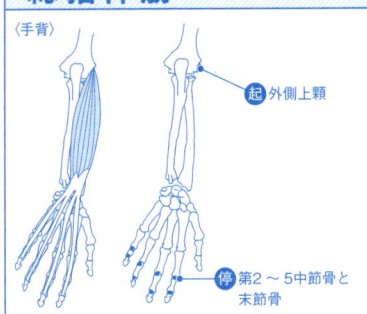

起 外側上顆
停 第2～5中節骨と末節骨

起始	上腕骨の外側上顆
停止	第2～5中節骨と末節骨
支配神経	橈骨神経

作用

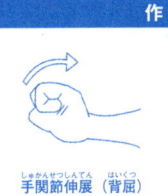

手関節伸展（背屈）　　第2～5指伸展

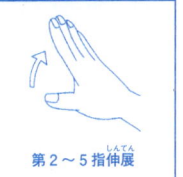

小指のみを伸ばそうとするとき、母指で他の指を押さえつけなければならない

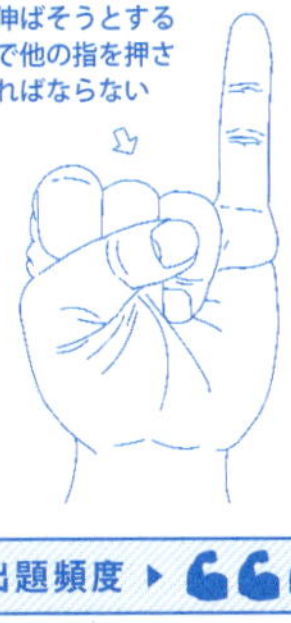

手背で、総指伸筋の示指～小指の4つの腱は1つに合流するので、ある指だけ単独で動かすのは難しい

出題頻度 ▶ 🦴🦴🦴🦴🦴

小指伸筋（しょうししんきん）

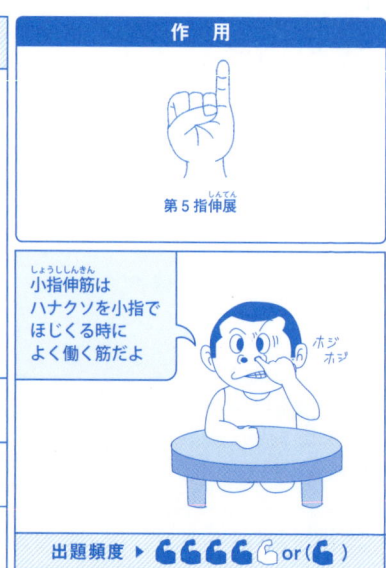

〈手背〉

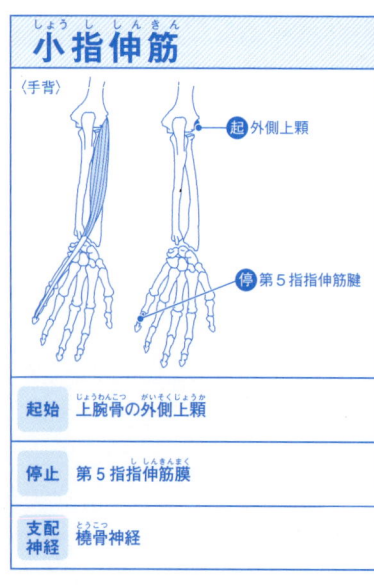

起 外側上顆
停 第5指指伸筋腱

起始	上腕骨の外側上顆
停止	第5指指伸筋膜
支配神経	橈骨神経

作用

第5指伸展

小指伸筋はハナクソを小指でほじくる時によく働く筋だよ

出題頻度 ▶ 🔫🔫🔫🔫 or (🔫)

尺側手根伸筋（しゃくそくしゅこんしんきん）

〈手背〉

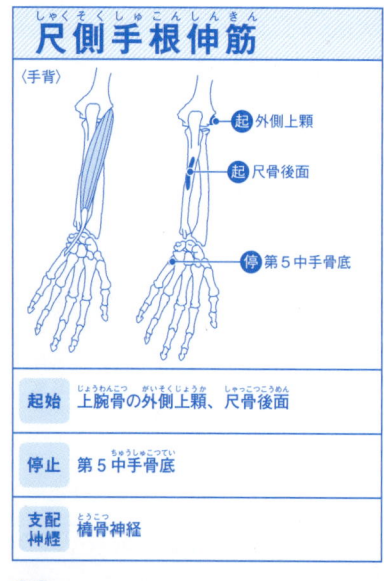

起 外側上顆
起 尺骨後面
停 第5中手骨底

起始	上腕骨の外側上顆、尺骨後面
停止	第5中手骨底
支配神経	橈骨神経

作用

手関節伸展（背屈）
手関節内転（尺屈）

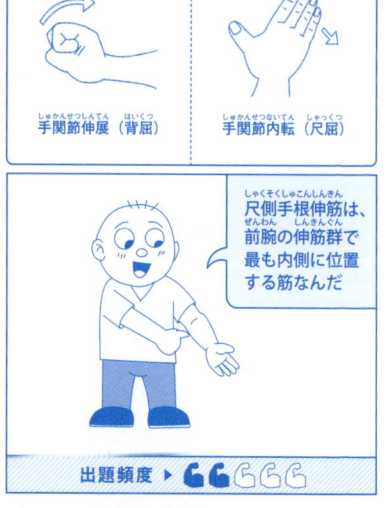

尺側手根伸筋は、前腕の伸筋群で最も内側に位置する筋なんだ

出題頻度 ▶ 🔫🔫🔫🔫🔫

Muscle Impact
[上肢]

4 深層の伸筋

回外筋

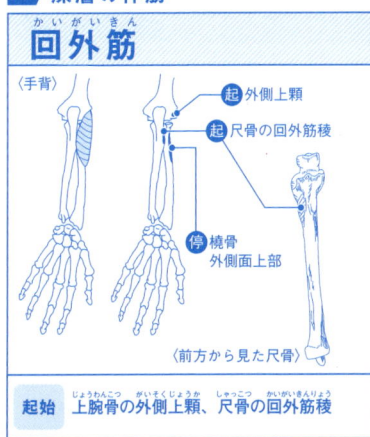

〈手背〉

- 起 外側上顆
- 起 尺骨の回外筋稜
- 停 橈骨外側面上部

〈前方から見た尺骨〉

起始	上腕骨の外側上顆、尺骨の回外筋稜
停止	橈骨外側面上部
支配神経	橈骨神経

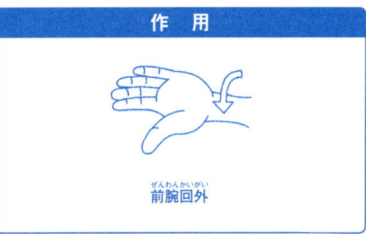

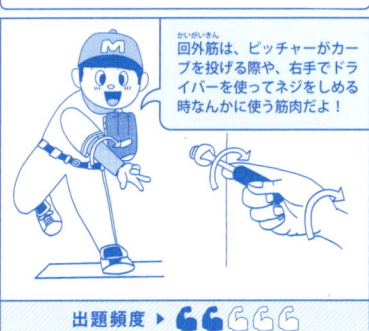

作用

前腕回外

回外筋は、ピッチャーがカーブを投げる際や、右手でドライバーを使ってネジをしめる時なんかに使う筋肉だよ！

出題頻度 ▶ 𝟔𝟔𝟔𝟔𝟔

長母指外転筋

〈手背〉

- 起 橈骨・尺骨後面
- 起 前腕骨間膜
- 停 第1中手骨底

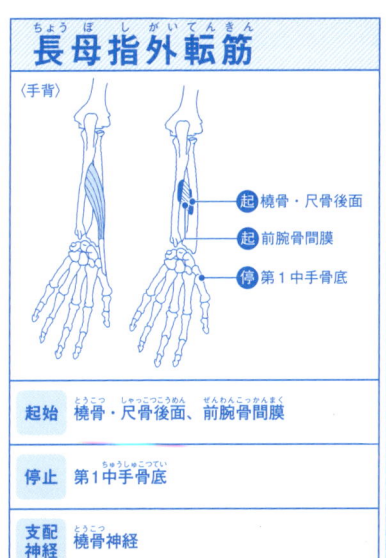

起始	橈骨・尺骨後面、前腕骨間膜
停止	第1中手骨底
支配神経	橈骨神経

作用

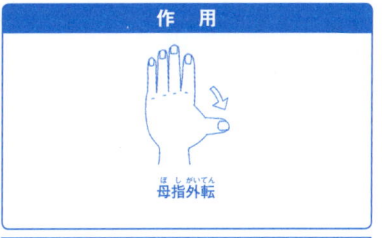

母指外転

ドケルバン病は、長母指外転筋腱と短母指伸筋腱が走行する腱鞘の炎症。母指をよく使う人に好発する

出題頻度 ▶ 𝟔𝟔𝟔𝟔𝟔

前腕の筋

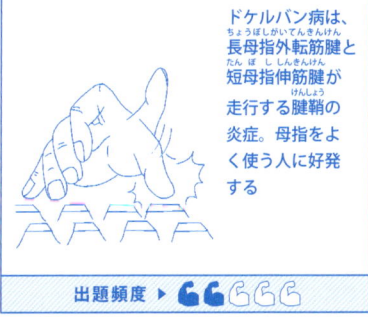

短母指伸筋

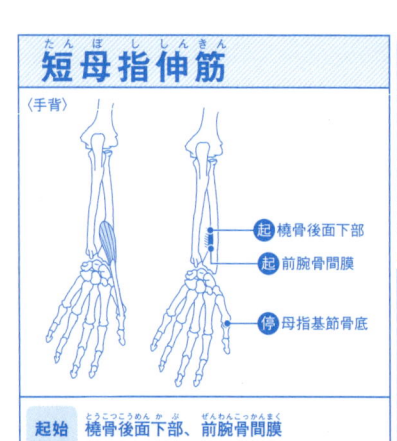

〈手背〉

- 起 橈骨後面下部
- 起 前腕骨間膜
- 停 母指基節骨底

起始	橈骨後面下部、前腕骨間膜
停止	母指基節骨底
支配神経	橈骨神経

作用

母指MP関節伸展

短母指伸筋は人類だけが持っている新しい筋である

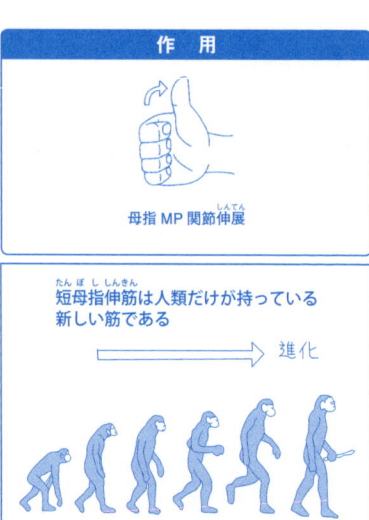

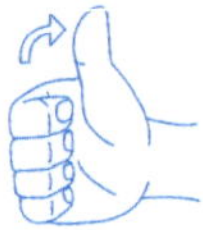

→ 進化

出題頻度 ▶ 🔊🔊🔊🔊🔊

長母指伸筋

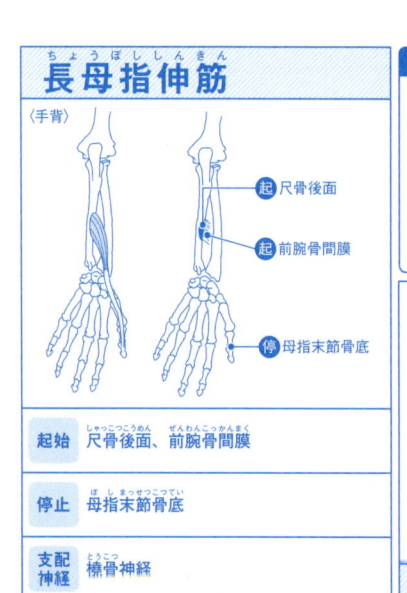

〈手背〉

- 起 尺骨後面
- 起 前腕骨間膜
- 停 母指末節骨底

起始	尺骨後面、前腕骨間膜
停止	母指末節骨底
支配神経	橈骨神経

作用

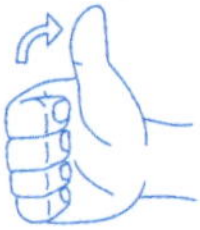

母指IP関節伸展

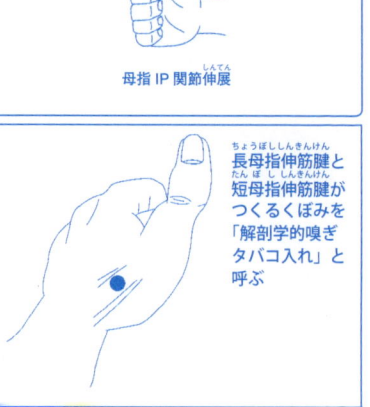

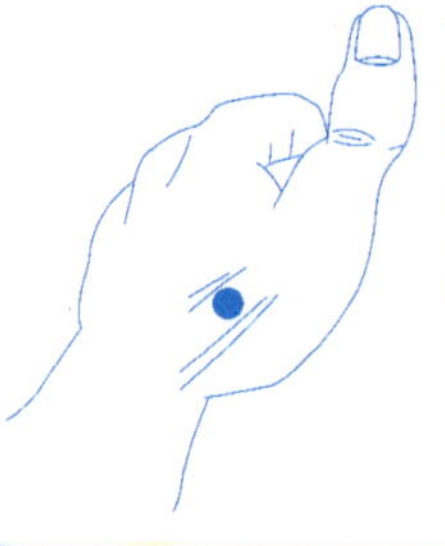

長母指伸筋腱と短母指伸筋腱がつくるくぼみを「解剖学的嗅ぎタバコ入れ」と呼ぶ

出題頻度 ▶ 🔊🔊🔊🔊🔊

Muscle Impact
[上肢]

示指伸筋（ししんしんきん）

〈手背〉

起 尺骨後面下部
起 前腕骨間膜
停 第2背側腱膜

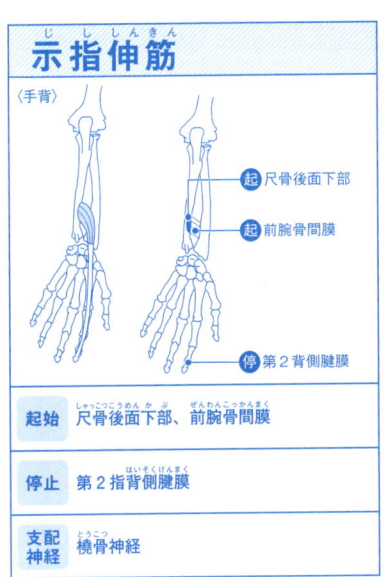

起始	尺骨後面下部、前腕骨間膜
停止	第2指背側腱膜
支配神経	橈骨神経

作用

示指伸展

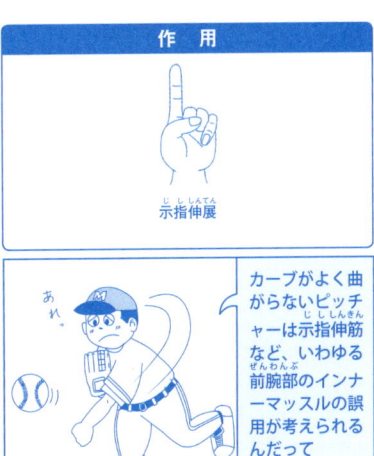

カーブがよく曲がらないピッチャーは示指伸筋など、いわゆる前腕部のインナーマッスルの誤用が考えられるんだって

出題頻度 ▶ 🍒🍒🍒🍒

前腕の筋

前腕部の断面図

- 円回内筋
- 腕橈骨筋
- 長橈側手根伸筋
- 短橈側手根伸筋
- 回外筋
- 総指伸筋
- 小指伸筋
- 橈側手根屈筋
- 長掌筋
- 浅指屈筋
- 深指屈筋
- 尺側手根屈筋
- 尺側手根伸筋

- 円回内筋
- 腕橈骨筋
- 長橈側手根伸筋
- 短橈側手根伸筋
- 総指伸筋
- 小指伸筋
- 橈側手根屈筋
- 長掌筋
- 尺側手根屈筋
- 浅指屈筋
- 深指屈筋
- 尺側手根伸筋

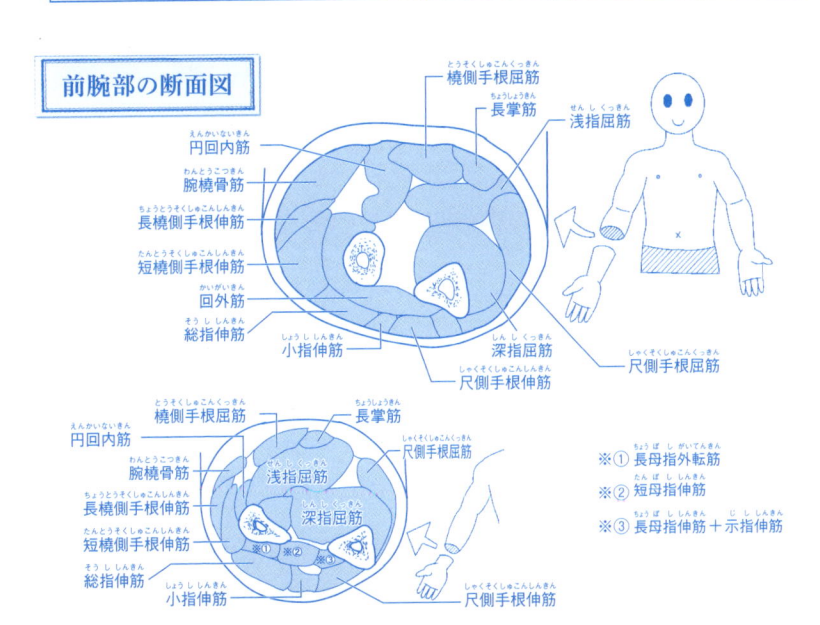

※① 長母指外転筋
※② 短母指伸筋
※③ 長母指伸筋＋示指伸筋

39

手の筋（手内筋）

1 母指球筋

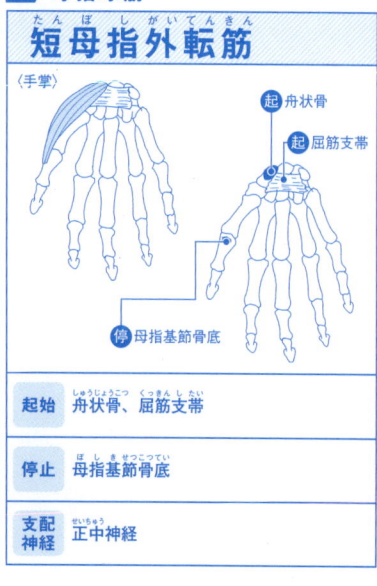

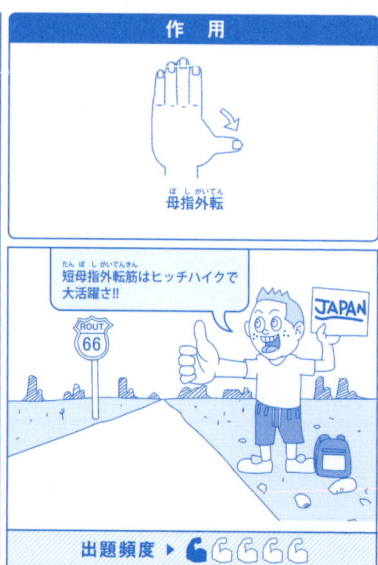

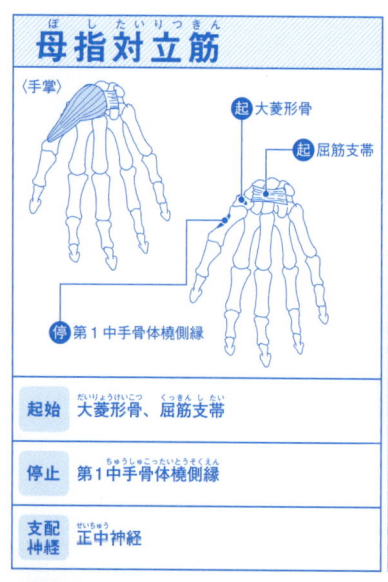

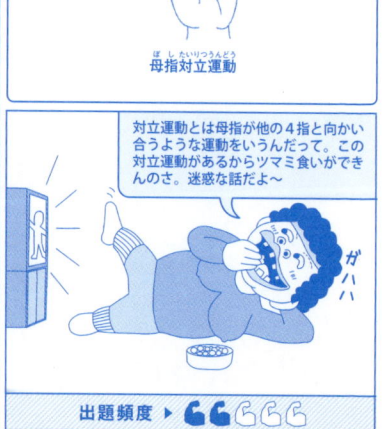

短母指外転筋

〈手掌〉

起 舟状骨
起 屈筋支帯
停 母指基節骨底

起始	舟状骨、屈筋支帯
停止	母指基節骨底
支配神経	正中神経

作用

母指外転

短母指外転筋はヒッチハイクで大活躍さ!!

ROUTE 66　JAPAN

出題頻度 ▶ 👾👾👾👾👾

母指対立筋

〈手掌〉

起 大菱形骨
起 屈筋支帯
停 第1中手骨体橈側縁

起始	大菱形骨、屈筋支帯
停止	第1中手骨体橈側縁
支配神経	正中神経

作用

母指対立運動

対立運動とは母指が他の4指と向かい合うような運動をいうんだって。この対立運動があるからツマミ食いができんのさ。迷惑な話だよ〜

ガハハ

出題頻度 ▶ 👾👾👾👾👾

Muscle Impact
[上肢]

短母指屈筋

〈手掌〉

- 起 深頭：大・小菱形骨
- 起 浅頭：屈筋支帯
- 起 深頭：第2中手骨底
- 停 母指基節骨底

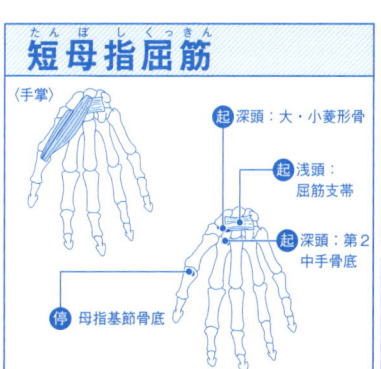

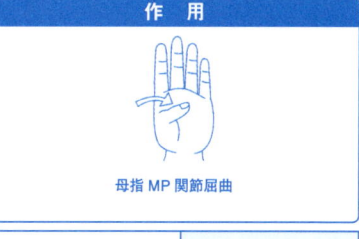

起始	浅頭：屈筋支帯 深頭：大・小菱形骨、第2中手骨底
停止	母指基節骨底
支配神経	浅頭：正中神経 深頭：尺骨神経

作用

母指 MP 関節屈曲

手のひらで「4」を作るときに使う筋が、この短母指屈筋よ

出題頻度 ▶ 🎮🎮🎮🎮🎮

（手の筋）（手内筋）

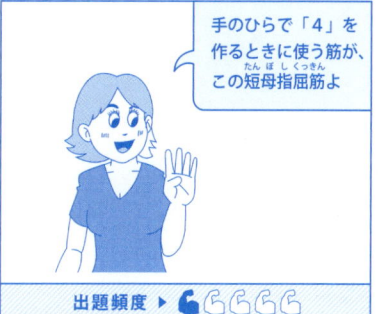

母指内転筋

〈手掌〉

斜頭 — 横頭

- 起 斜頭：有頭骨
- 起 横頭：第3中手骨掌側
- 停 母指基節骨底

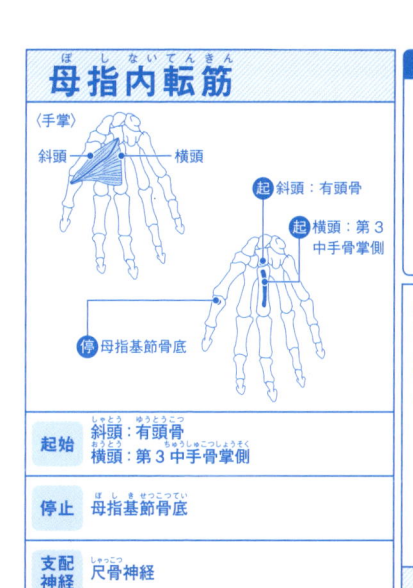

起始	斜頭：有頭骨 横頭：第3中手骨掌側
停止	母指基節骨底
支配神経	尺骨神経

作用

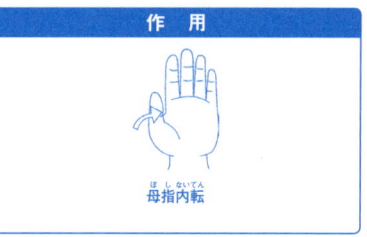

母指内転

尺骨神経が麻痺すると、母指の内転作用が不能になり、第1と第2手指の間で紙片をはさむことができず、正中神経支配である長母指屈筋の母指の屈曲作用でこれを代償しようとする。これを「フロマン徴候」という

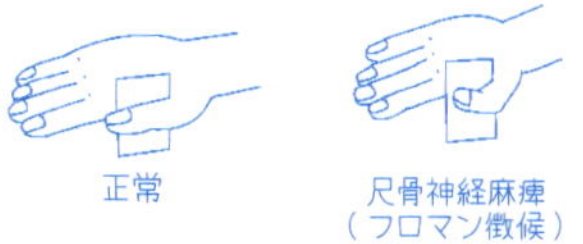

正常　　　尺骨神経麻痺（フロマン徴候）

出題頻度 ▶ 🎮🎮🎮🎮🎮

41

2 小指球筋

短掌筋
〈右手手掌〉

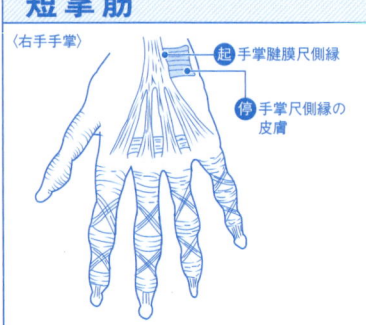

- 起 手掌腱膜尺側縁
- 停 手掌尺側縁の皮膚

起始	手掌腱膜尺側縁
停止	手掌尺側縁の皮膚
支配神経	尺骨神経

作用

小指球の尺側縁の皮膚緊張

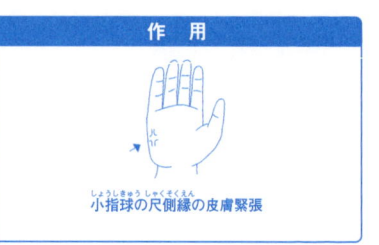

短掌筋はヒトに存在する、数少ない「皮筋」の一つ。皮筋は霊長類以外のほ乳類でよく発達していて、ヤマアラシのトゲを立てたり、ウシがアブやハエを追いはらったりする時に活躍する

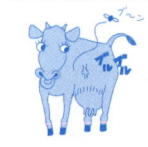

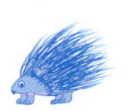

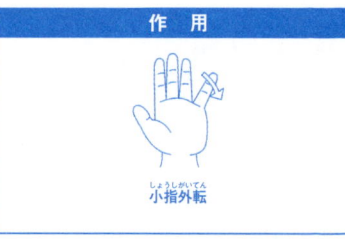

出題頻度 ▶ 🔉🔉🔉🔉🔉

小指外転筋
〈手掌〉

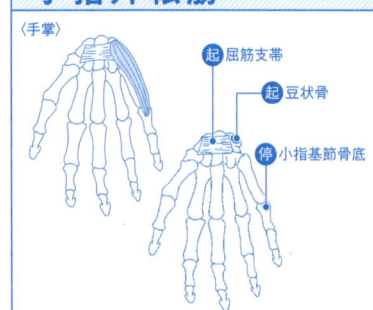

- 起 屈筋支帯
- 起 豆状骨
- 停 小指基節骨底

起始	豆状骨、屈筋支帯
停止	小指基節骨底
支配神経	尺骨神経

作用

小指外転

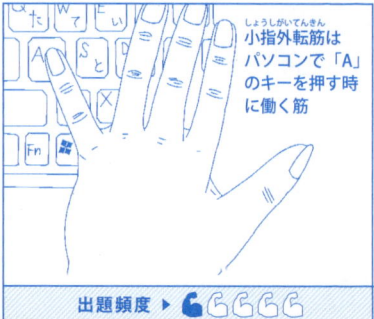

小指外転筋はパソコンで「A」のキーを押す時に働く筋

出題頻度 ▶ 🔉🔉🔉🔉🔉

Muscle Impact
[上肢]

短小指屈筋 (たんしょうしくっきん)

〈手掌〉

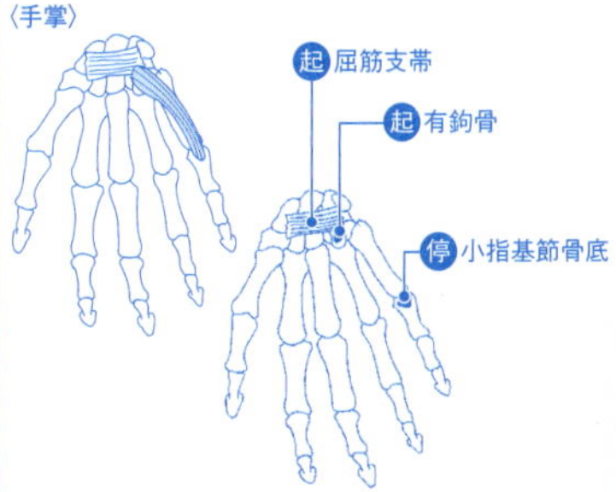

- 起 屈筋支帯
- 起 有鈎骨
- 停 小指基節骨底

起始	有鈎骨、屈筋支帯
停止	小指基節骨底
支配神経	尺骨神経

作用

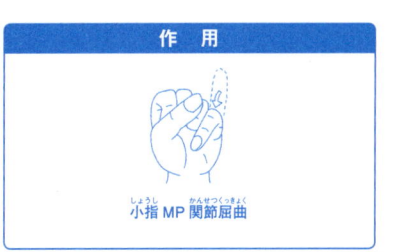

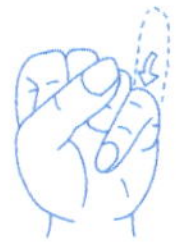

小指MP関節屈曲

短小指屈筋は小指を屈曲する、小指専用の筋。しかし小指は母指や示指に比べて動かしづらい。実は動かしやすさは筋の問題ではなく、大脳運動野における支配領域の広さの問題。示指は小指に比べ、およそ1.5倍の領域を持っているため動かしやすい

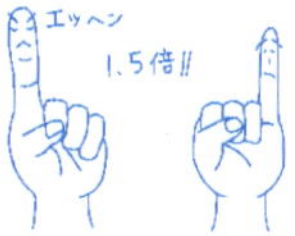

エッヘン
1.5倍!!

出題頻度 ▶ 🔊🔊🔊🔊🔊

(手の筋(手内筋))

小指対立筋 (しょうしたいりつきん)

〈手掌〉

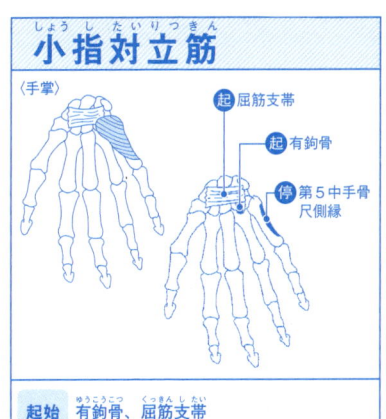

- 起 屈筋支帯
- 起 有鈎骨
- 停 第5中手骨尺側縁

起始	有鈎骨、屈筋支帯
停止	第5中手骨尺側縁
支配神経	尺骨神経

作用

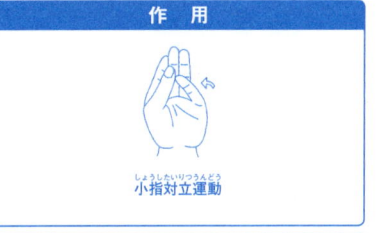

小指対立運動

小指対立筋は短小指屈筋とともに働いて、水をすくうように手のひらをくぼませるのよ

出題頻度 ▶ 🔊🔊🔊🔊🔊

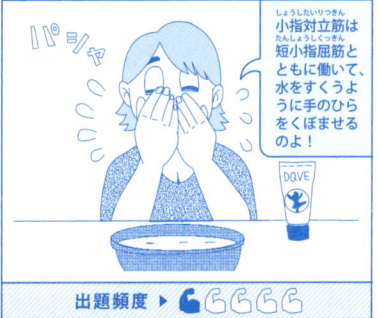

43

3 中手筋

虫様筋

〈手掌〉

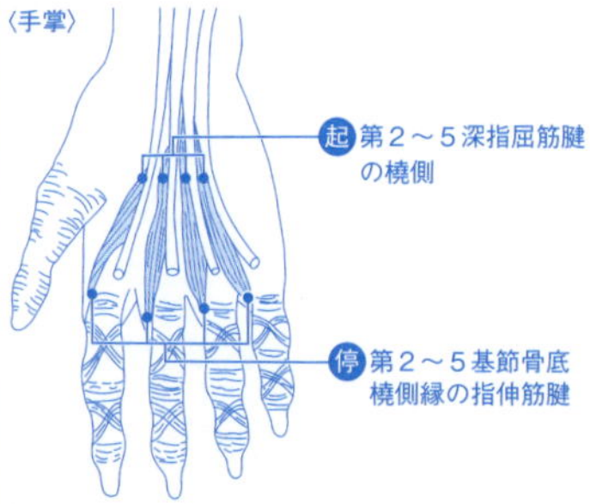

起 第2～5深指屈筋腱の橈側

停 第2～5基節骨底橈側縁の指伸筋腱

起始	第2～5深指屈筋腱の橈側
停止	第2～5基節骨底橈側縁の指伸筋腱
支配神経	第1・2虫様筋：正中神経 第3・4・5虫様筋：尺骨神経

作用

第2～5指MP関節屈曲 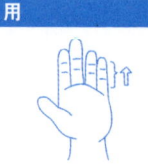 / 第2～5指IP関節の伸展補助

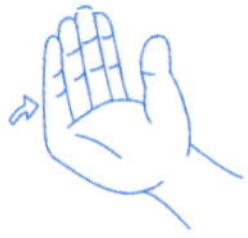

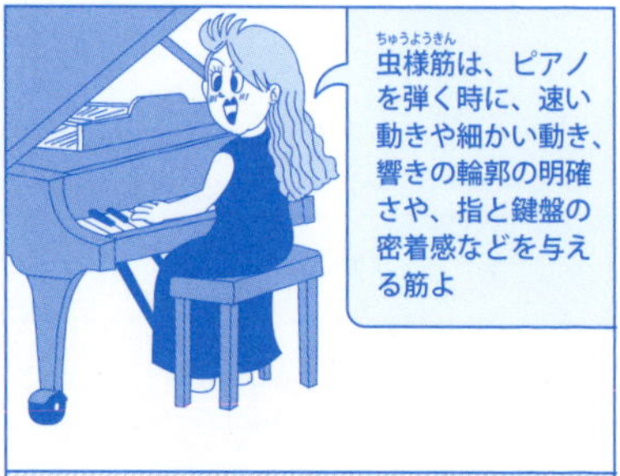

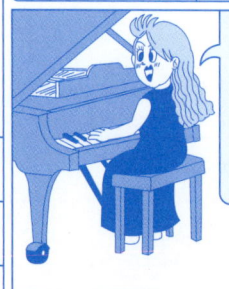

虫様筋は、ピアノを弾く時に、速い動きや細かい動き、響きの輪郭の明確さや、指と鍵盤の密着感などを与える筋よ

出題頻度 ▶ 🟡🟡🟡🟡🟡

掌側骨間筋

〈手掌〉

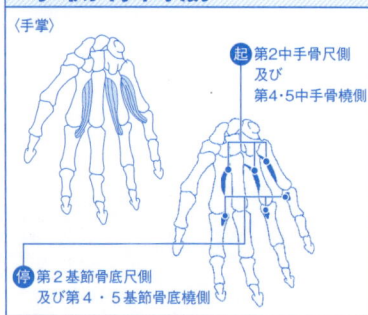

起 第2中手骨尺側及び第4・5中手骨橈側

停 第2基節骨底尺側及び第4・5基節骨底橈側

起始	全3個。第2中手骨尺側及び第4・5中手骨橈側
停止	第2基節骨底尺側及び第4・5基節骨底橈側
支配神経	尺骨神経

作用

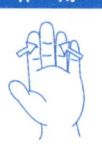

第2・4・5指の内転（第3指に近づける）

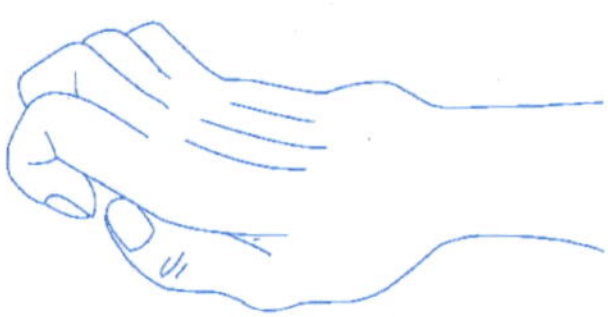

尺骨神経麻痺をおこすと、骨間筋、虫様筋が筋萎縮をおこし、手背骨間腔は陥凹する

出題頻度 ▶ 🟡🟡🟡🟡🟡

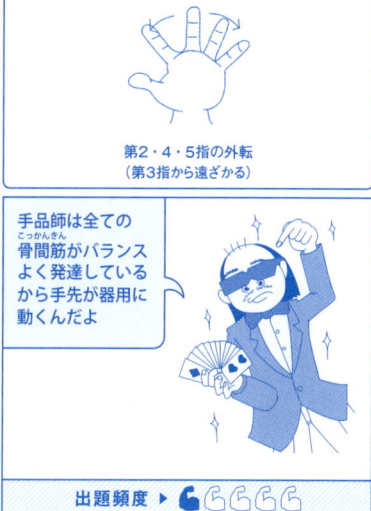

Muscle Impact
[上肢]

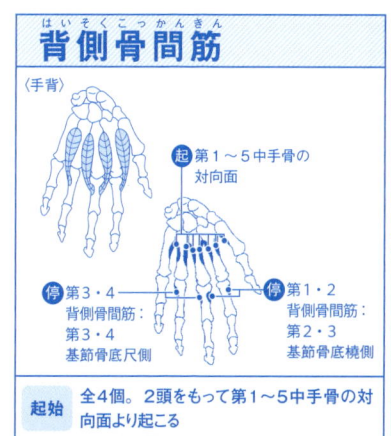

背側骨間筋

〈手背〉

起 第1〜5中手骨の対向面

停 第3・4背側骨間筋：第3・4基節骨底尺側
停 第1・2背側骨間筋：第2・3基節骨底橈側

起始	全4個。2頭をもって第1〜5中手骨の対向面より起こる
停止	第1・2背側骨間筋：第2・3基節骨底橈側 第3・4背側骨間筋：第3・4基節骨底尺側
支配神経	尺骨神経

作用

第2・4・5指の外転
（第3指から遠ざかる）

手品師は全ての骨間筋がバランスよく発達しているから手先が器用に動くんだよ

出題頻度 ▶ 🐾🐾🐾🐾🐾

（手の筋 手内筋）

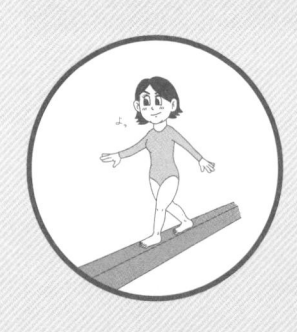

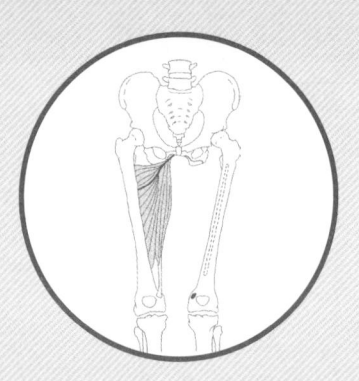

Muscle Impact
03

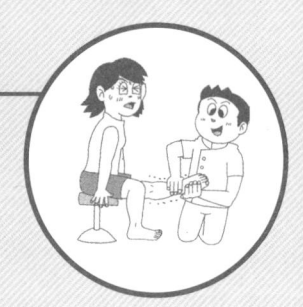

下肢

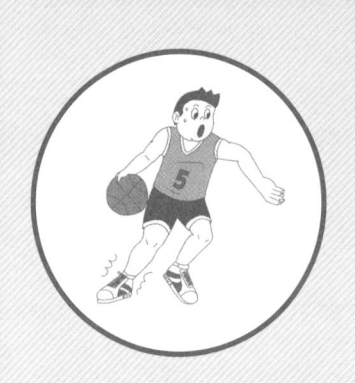

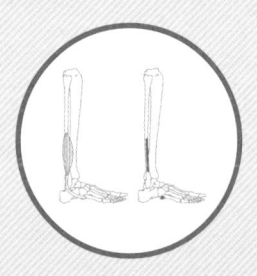

下肢帯の筋

1 内寛骨筋

腸骨筋

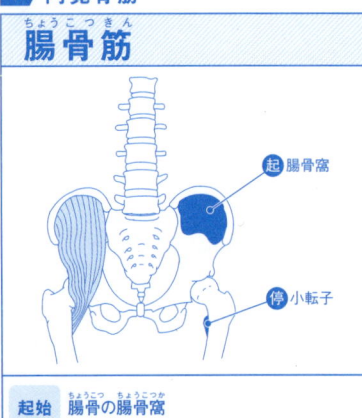

起 腸骨窩
停 小転子

起始	腸骨の腸骨窩
停止	大腿骨の小転子
支配神経	大腿神経

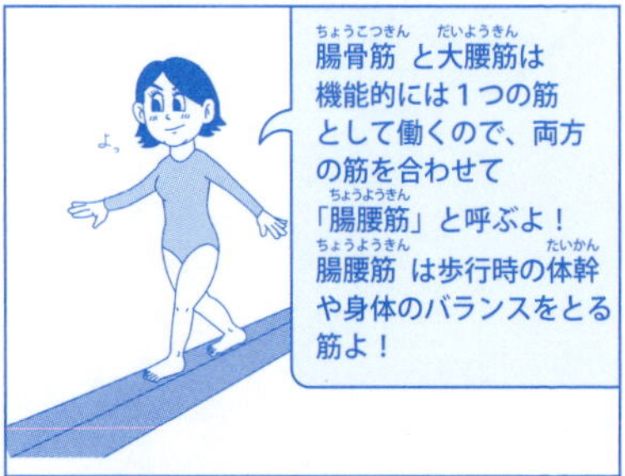

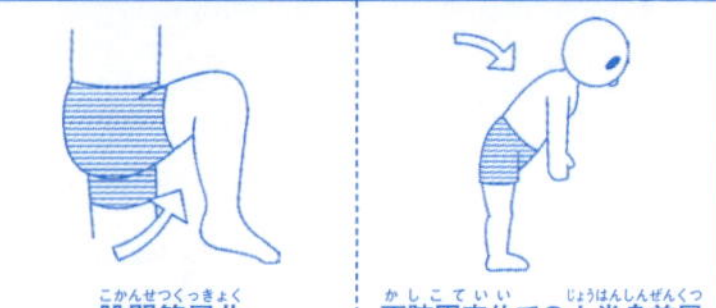

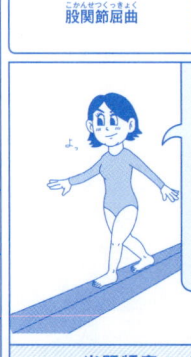

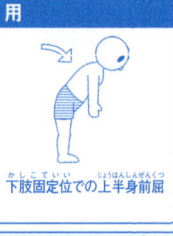

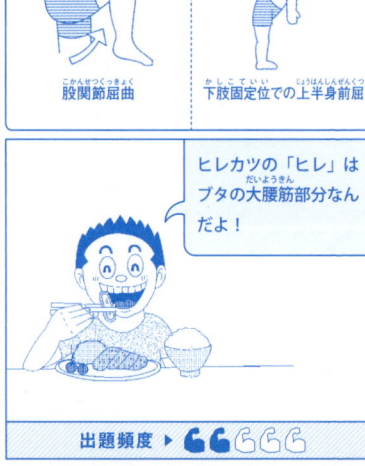

作用: 股関節屈曲 ／ 下肢固定位での上半身前屈

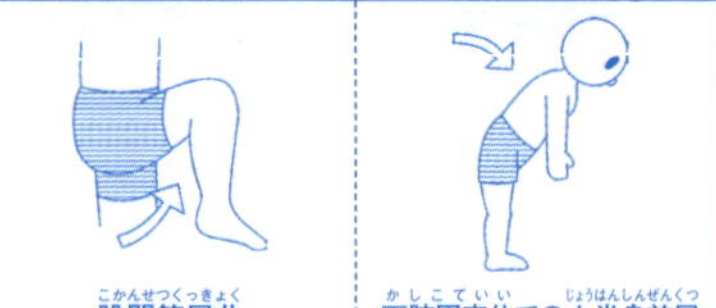

腸骨筋と大腰筋は機能的には1つの筋として働くので、両方の筋を合わせて「腸腰筋」と呼ぶよ！
腸腰筋は歩行時の体幹や身体のバランスをとる筋よ！

出題頻度 ▶ 🟡🟡🟡🟡🟡

大腰筋

起 L1〜L5 肋骨突起
起 T12〜L4 椎体と椎間円板
停 小転子

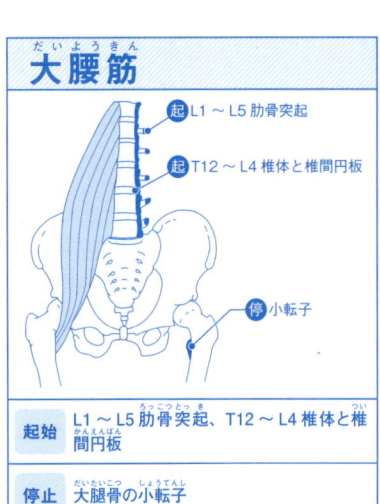

起始	L1〜L5 肋骨突起、T12〜L4 椎体と椎間円板
停止	大腿骨の小転子
支配神経	腰神経叢

作用: 股関節屈曲 ／ 下肢固定位での上半身前屈

ヒレカツの「ヒレ」はブタの大腰筋部分なんだよ！

出題頻度 ▶ 🟡🟡🟡🟡🟡

Muscle Impact
[下肢]

2 外寛骨筋

大殿筋

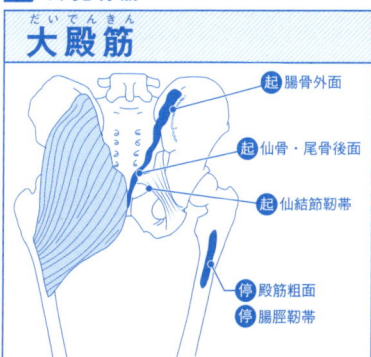

- 起 腸骨外面
- 起 仙骨・尾骨後面
- 起 仙結節靭帯
- 停 殿筋粗面
- 停 腸脛靭帯

作用 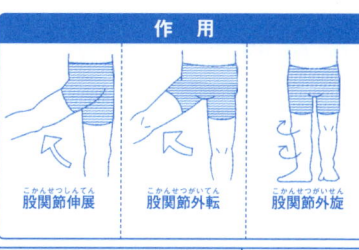
- 股関節伸展
- 股関節外転
- 股関節外旋

大殿筋は、直立歩行に重要な役割を果たす筋で、ヒトでは特に発達するの。この筋はヒップを形づくり、衰えるとお尻がたれてきちゃうのよ。きたえなきゃね！

起始	腸骨外面及び仙骨・尾骨後面、仙結節靭帯
停止	大腿骨の殿筋粗面、腸脛靭帯
支配神経	下殿神経

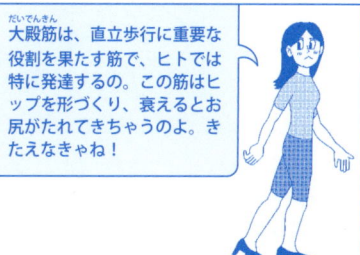

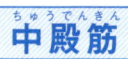

出題頻度 ▶ ᏟᏟᏟᏟᏟ

中殿筋

- 起 腸骨外面
- 停 大転子

作用 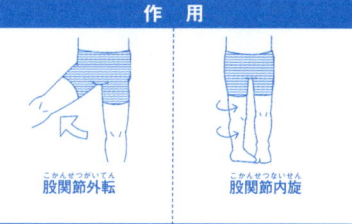
- 股関節外転
- 股関節内旋

中殿筋や小殿筋が衰えると、骨盤を上手にコントロールできなくなって、左右に肩がゆれるかっこ悪い歩き方になるよ

おまたせ〜

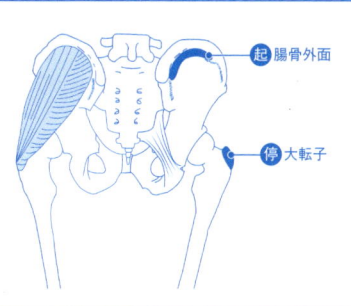

起始	腸骨外面
停止	大腿骨の大転子
支配神経	上殿神経

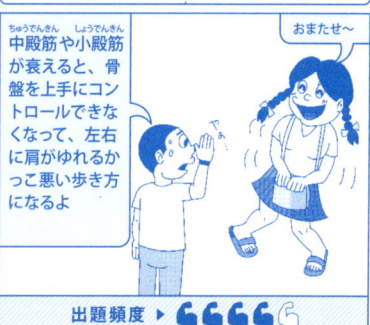

出題頻度 ▶ ᏟᏟᏟᏟᏟ

下肢帯の筋

小殿筋

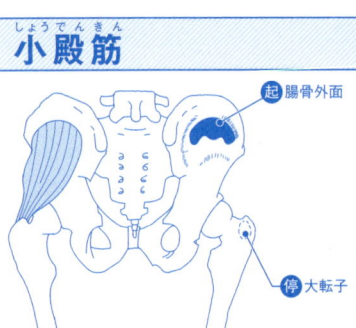

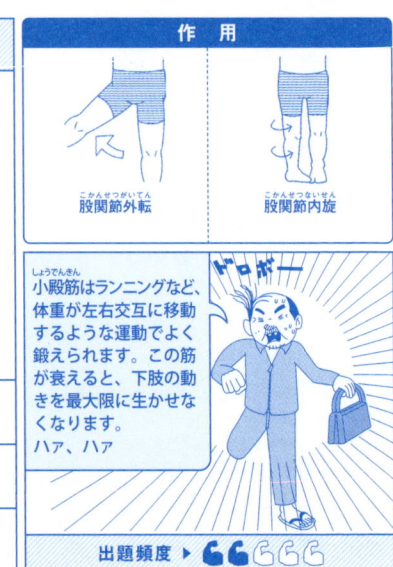

- **起始**: 腸骨外面
- **停止**: 大腿骨の大転子
- **支配神経**: 上殿神経

作用
- 股関節外転 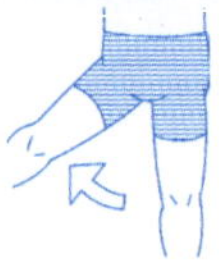
- 股関節内旋 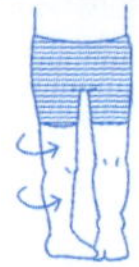

小殿筋はランニングなど、体重が左右交互に移動するような運動でよく鍛えられます。この筋が衰えると、下肢の動きを最大限に生かせなくなります。
ハア、ハア

出題頻度 ▶ 👄👄👄👄👄

大腿筋膜張筋

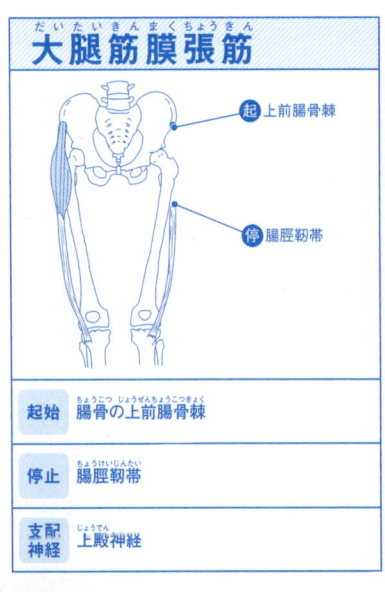

- **起始**: 腸骨の上前腸骨棘
- **停止**: 腸脛靭帯
- **支配神経**: 上殿神経

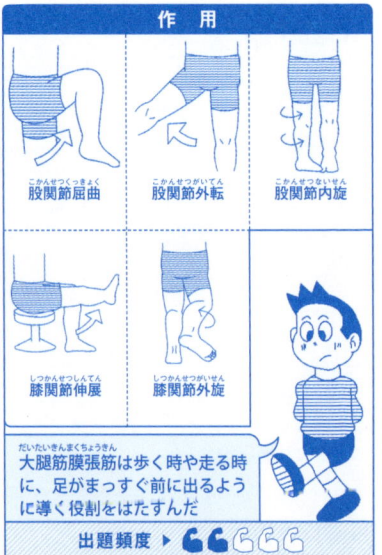

作用
- 股関節屈曲
- 股関節外転
- 股関節内旋
- 膝関節伸展
- 膝関節外旋

大腿筋膜張筋は歩く時や走る時に、足がまっすぐ前に出るように導く役割をはたすんだ

出題頻度 ▶ 👄👄👄👄👄

Muscle Impact
[下肢]

梨状筋（りじょうきん）

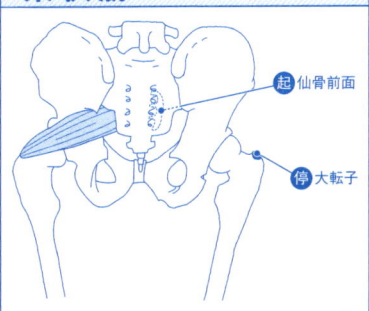

起 仙骨前面
停 大転子

起始	仙骨前面（せんこつぜんめん）
停止	大腿骨の大転子（だいたいこつ だいてんし）
支配神経	仙骨神経叢（せんこつしんけいそう）

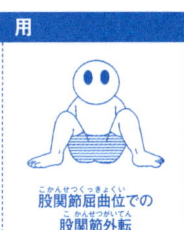

作用

股関節外旋（こかんせつがいせん） ／ 股関節屈曲位での股関節外転（こかんせつくっきょくいでの こかんせつがいてん）

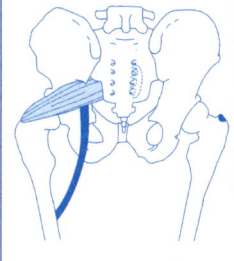

坐骨神経は骨盤内から出る際、梨状筋の下を通る。何らかの原因で坐骨神経が梨状筋によって絞扼されると、いわゆる「梨状筋症候群（りじょうきんしょうこうぐん）」になる

出題頻度 ▶ 🍪🍪🍪🍪🍪

下肢帯の筋

内閉鎖筋（ないへいさきん）

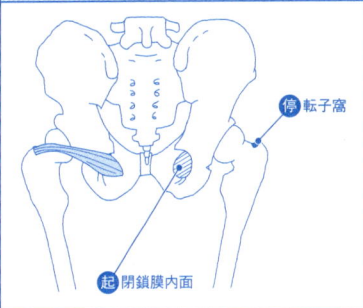

停 転子窩
起 閉鎖膜内面

起始	閉鎖膜内面（へいさまくないめん）
停止	大腿骨の転子窩（だいたいこつ てんしか）
支配神経	仙骨神経叢（せんこつしんけいそう）

作用

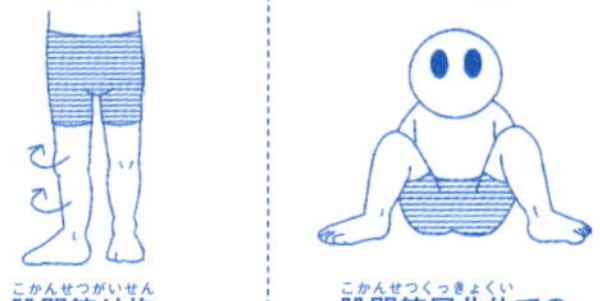

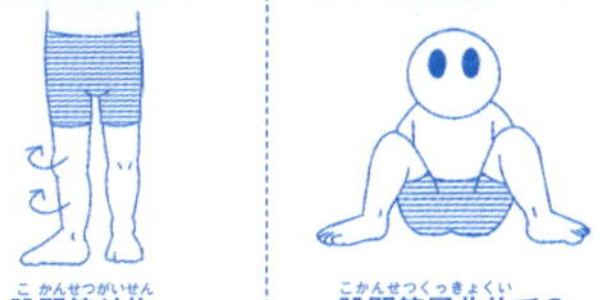

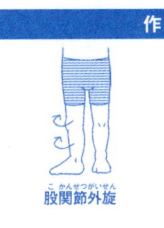

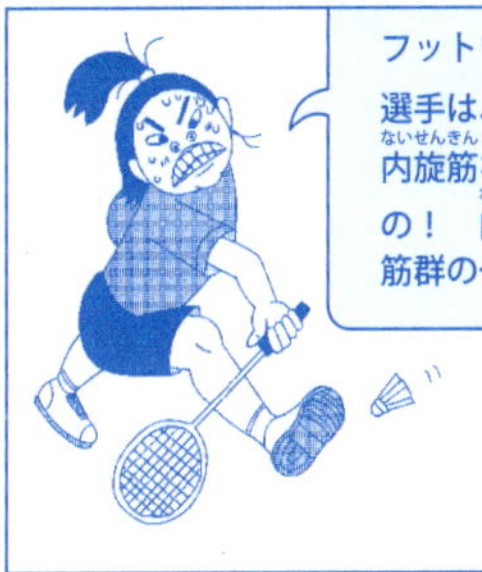

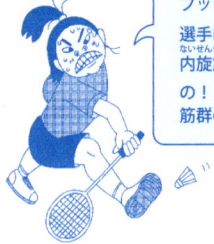

股関節外旋 ／ 股関節屈曲位での股関節外転

フットワークの優れた選手は、股関節の外・内旋筋（ないせんきん）を上手に使えるの！　内閉鎖筋もその筋群の一つよ

出題頻度 ▶ 🍪🍪🍪🍪🍪

51

上双子筋(じょうそうしきん)

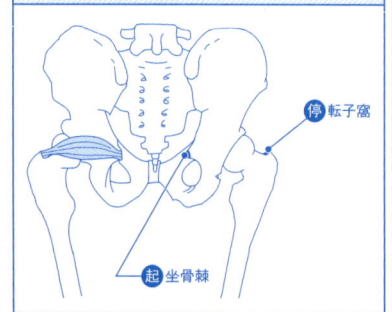

停 転子窩
起 坐骨棘

起始	坐骨の坐骨棘
停止	大腿骨の転子窩
支配神経	仙骨神経叢

作用

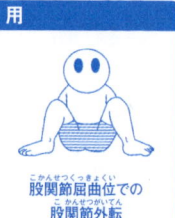

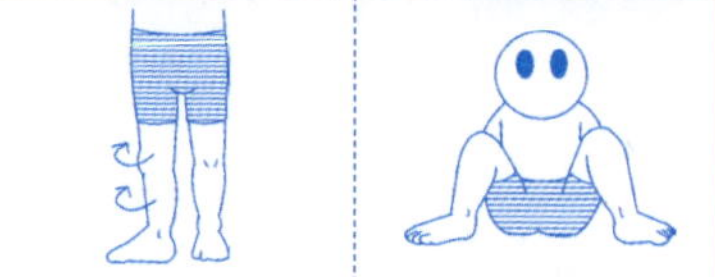

股関節外旋 / 股関節屈曲位での股関節外転

日常的にこういう座り方をしていると、股関節を外旋させる筋肉が緩んだり伸びたりして、結果的に腰痛をおこすんだって

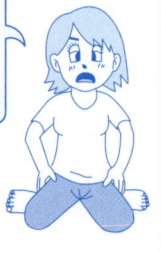

出題頻度 ▶ 🕹🕹🕹🕹🕹

下双子筋(かそうしきん)

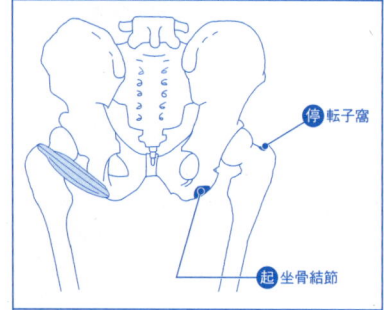

停 転子窩
起 坐骨結節

起始	坐骨の坐骨結節
停止	大腿骨の転子窩
支配神経	仙骨神経叢

作用

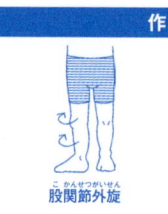

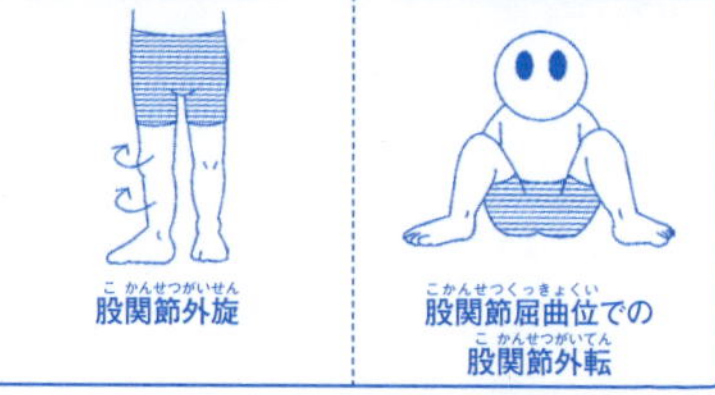

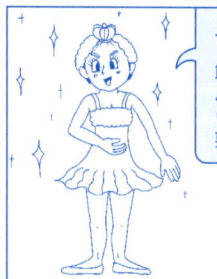

股関節外旋 / 股関節屈曲位での股関節外転

下双子筋などの股関節を外旋させる筋は、バレエの「ターンアウト」をする際に重要な働きをするのよ

出題頻度 ▶ 🕹🕹🕹🕹🕹

Muscle Impact
[下肢]

大腿方形筋
（だいたいほうけいきん）

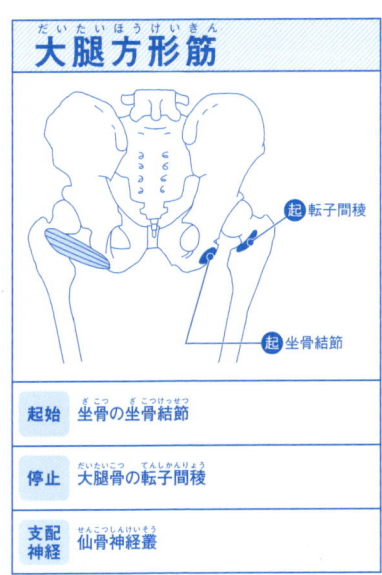

起始	坐骨の坐骨結節
停止	大腿骨の転子間稜
支配神経	仙骨神経叢

起 転子間稜
起 坐骨結節

作用
股関節外旋（こかんせつがいせん）

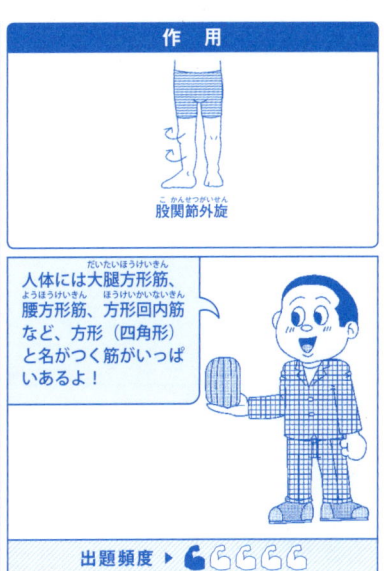

人体には大腿方形筋、腰方形筋、方形回内筋など、方形（四角形）と名がつく筋がいっぱいあるよ！

出題頻度 ▶ 🟡👾👾👾👾

下肢帯の筋

53

大腿の筋

1 大腿前面の筋（伸筋群）

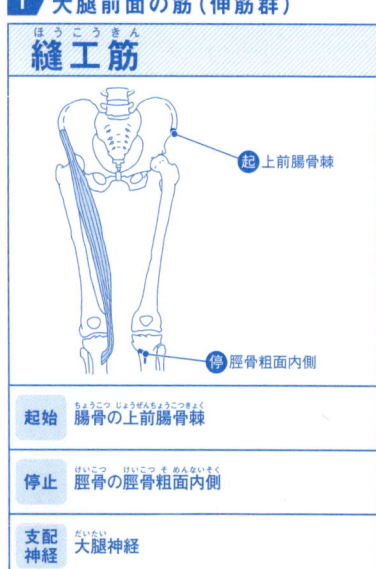

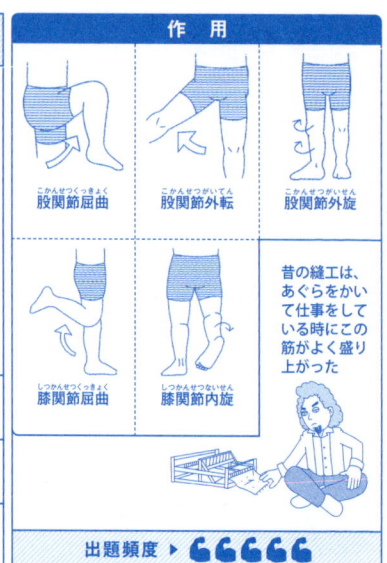

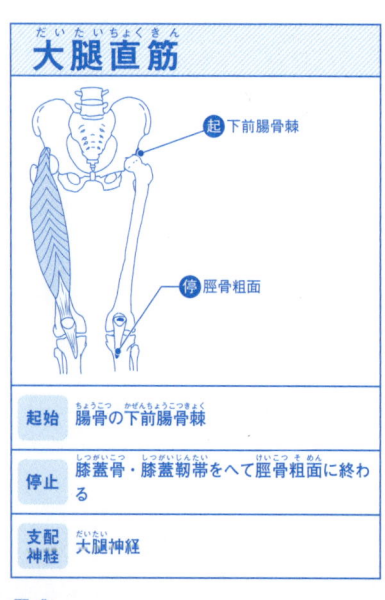

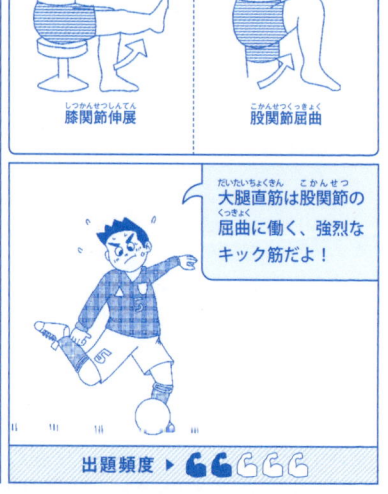

縫工筋

起 上前腸骨棘
停 脛骨粗面内側

起始	腸骨の上前腸骨棘
停止	脛骨の脛骨粗面内側
支配神経	大腿神経

作用

- 股関節屈曲
- 股関節外転
- 股関節外旋
- 膝関節屈曲
- 膝関節内旋

昔の縫工は、あぐらをかいて仕事をしている時にこの筋がよく盛り上がった

出題頻度 ▶ 🍒🍒🍒🍒🍒

大腿直筋

起 下前腸骨棘
停 脛骨粗面

起始	腸骨の下前腸骨棘
停止	膝蓋骨・膝蓋靭帯をへて脛骨粗面に終わる
支配神経	大腿神経

作用

- 膝関節伸展
- 股関節屈曲

大腿直筋は股関節の屈曲に働く、強烈なキック筋だよ！

出題頻度 ▶ 🍒🍒🍒🍒🍒

Muscle Impact
[下肢]

外側広筋

作用

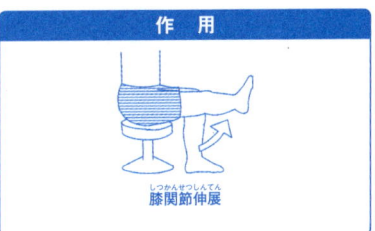

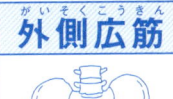

膝関節伸展

外側広筋は立位の際に、膝を伸展し続けるためにも使われるんだって！

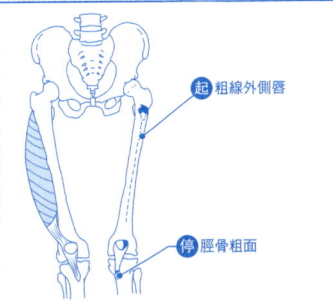

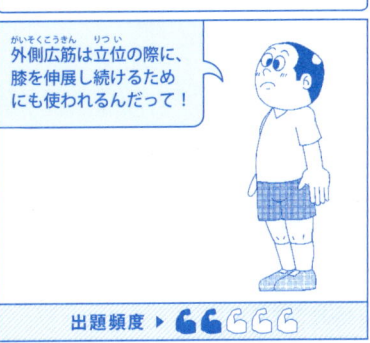

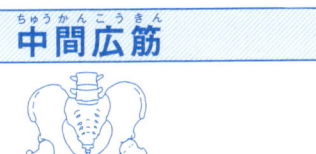

起始	大腿骨の粗線外側唇
停止	膝蓋骨・膝蓋靱帯をへて脛骨粗面に終わる
支配神経	大腿神経

起 粗線外側唇
停 脛骨粗面

出題頻度 ▶ 🍒🍒🍒🍒

中間広筋

作用

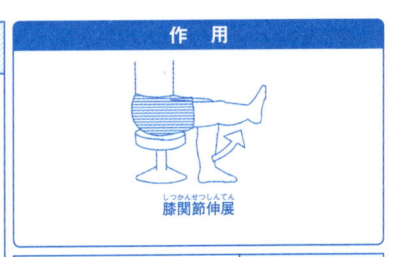

膝関節伸展

広筋群は股関節を屈曲した状態では、大腿直筋よりも膝関節伸展に強く働きます

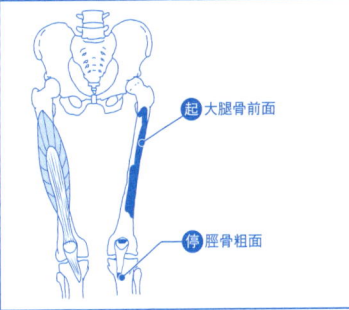

起始	大腿骨前面
停止	膝蓋骨・膝蓋靱帯をへて脛骨粗面に終わる
支配神経	大腿神経

起 大腿骨前面
停 脛骨粗面

大腿の筋

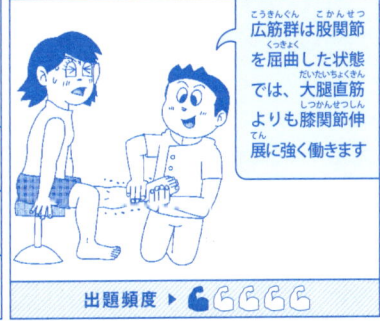

出題頻度 ▶ 🍒🍒🍒🍒🍒

内側広筋 (ないそくこうきん)

起 粗線内側唇
停 脛骨粗面

起始	大腿骨の粗線内側唇
停止	膝蓋骨・膝蓋靭帯をへて脛骨粗面に終わる
支配神経	大腿神経

作用

膝関節伸展

大腿四頭筋※は膝関節の伸展に働く筋だけど、直立位で膝関節を伸展維持するのにはあまり使われないよ

その証拠に、立ってる人を後ろから「膝カックン」をすると、ガクッとなるよ！

※大腿四頭筋とは、大腿直筋、外側広筋、中間広筋、内側広筋の4筋の総称

カックン

出題頻度 ▶ 🔊🔊🔊🔊🔊

膝関節筋 (しつかんせつきん)

起 大腿骨前面下部
停 膝関節包

起始	大腿骨前面下部
停止	膝関節包
支配神経	大腿神経

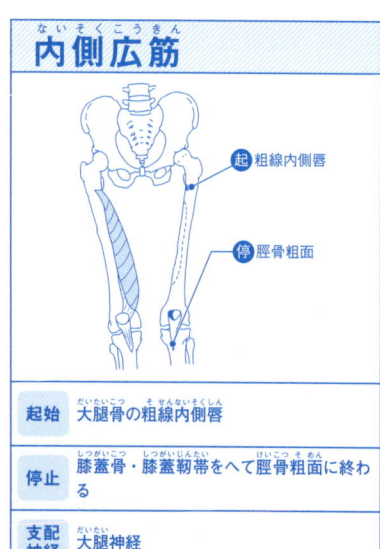

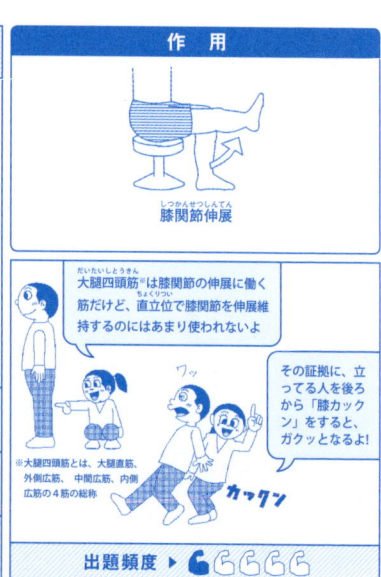

作用

関節包
膝関節
大腿骨　脛骨

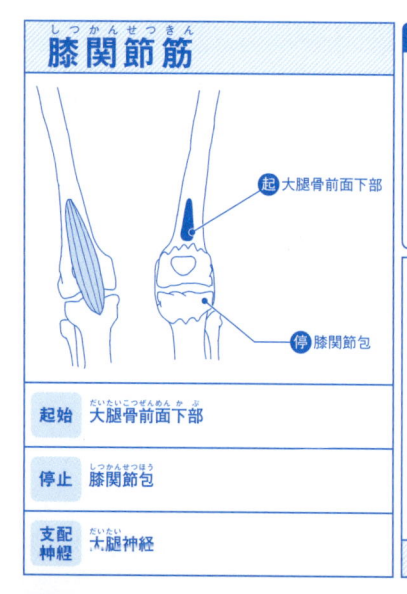

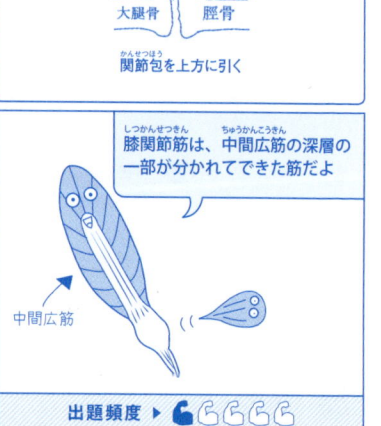

関節包を上方に引く

膝関節筋は、中間広筋の深層の一部が分かれてできた筋だよ

中間広筋

出題頻度 ▶ 🔊🔊🔊🔊🔊

Muscle Impact
[下肢]

② 大腿内面の筋(内転筋群)

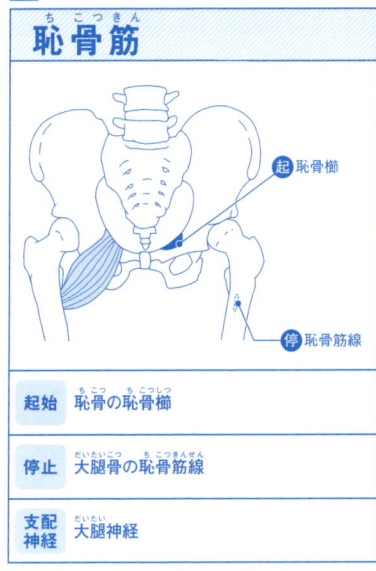

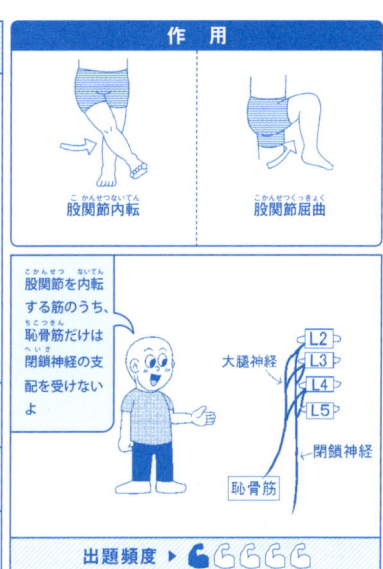

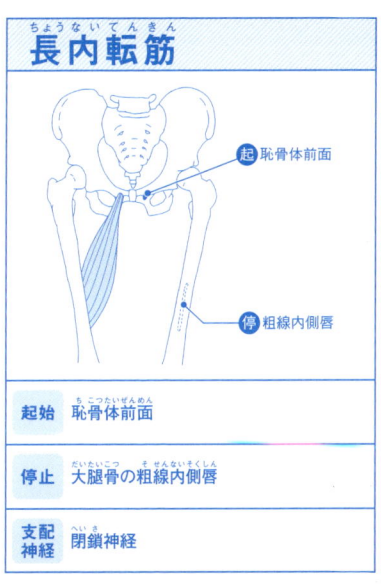

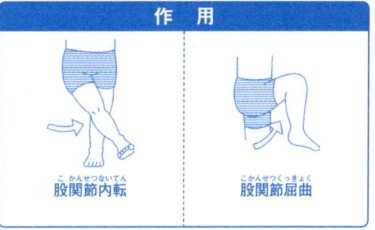

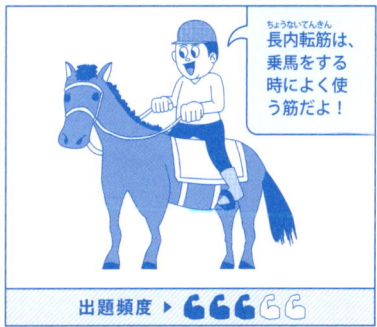

恥骨筋

起 恥骨櫛
停 恥骨筋線

起始	恥骨の恥骨櫛
停止	大腿骨の恥骨筋線
支配神経	大腿神経

作用

股関節内転 ／ 股関節屈曲

股関節を内転する筋のうち、恥骨筋だけは閉鎖神経の支配を受けないよ

大腿神経 — L2／L3／L4／L5
閉鎖神経
恥骨筋

出題頻度 ▶ 🍒🍒🍒🍒🍒

長内転筋

起 恥骨体前面
停 粗線内側唇

起始	恥骨体前面
停止	大腿骨の粗線内側唇
支配神経	閉鎖神経

作用

股関節内転 ／ 股関節屈曲

長内転筋は、乗馬をする時によく使う筋だよ！

出題頻度 ▶ 🍒🍒🍒🍒🍒

大腿の筋

短内転筋

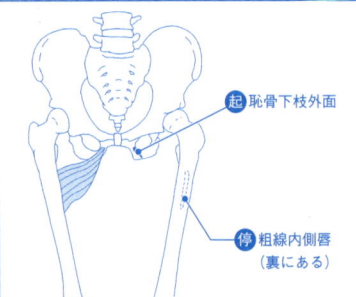

- 起: 恥骨下枝外面
- 停: 粗線内側唇（裏にある）

起始	恥骨下枝外面
停止	大腿骨の粗線内側唇
支配神経	閉鎖神経

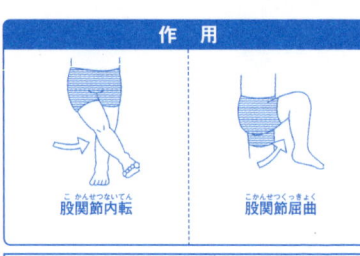

作用
- 股関節内転
- 股関節屈曲

短内転筋などの内転筋群は、ボールを太腿にはさむエクササイズでよく鍛えられるよ

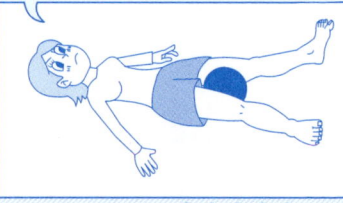

出題頻度 ▶

大内転筋

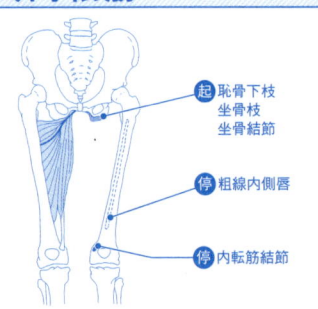

- 起: 恥骨下枝、坐骨枝、坐骨結節
- 停: 粗線内側唇
- 停: 内転筋結節

起始	恥骨下枝、坐骨枝、坐骨結節
停止	大腿骨の粗線内側唇、内転筋結節
支配神経	閉鎖神経（一部は坐骨神経）

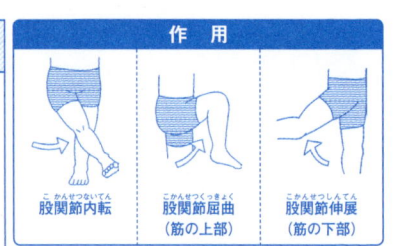

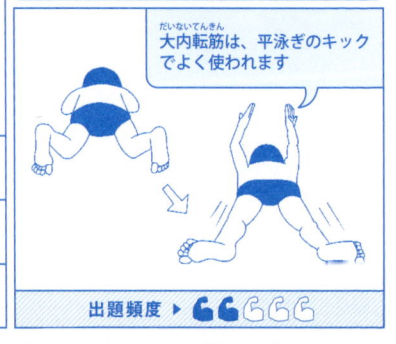

作用
- 股関節内転
- 股関節屈曲（筋の上部）
- 股関節伸展（筋の下部）

大内転筋は、平泳ぎのキックでよく使われます

出題頻度 ▶

Muscle Impact
[下肢]

薄筋 (はくきん)

作用

股関節内転 / 膝関節屈曲 / 膝関節内旋

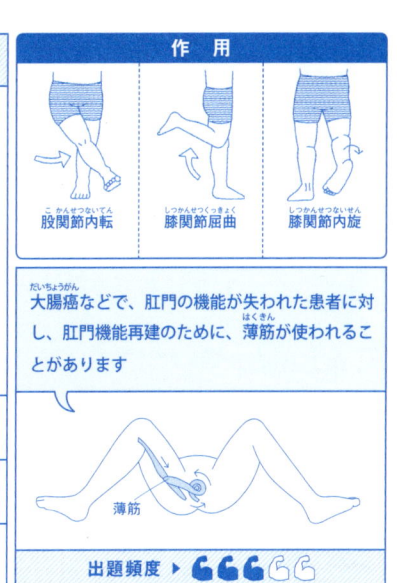

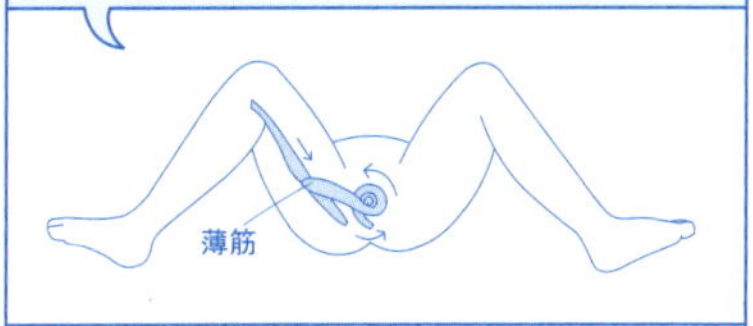

大腸癌などで、肛門の機能が失われた患者に対し、肛門機能再建のために、薄筋が使われることがあります

起	恥骨下枝前面
停	脛骨粗面内側

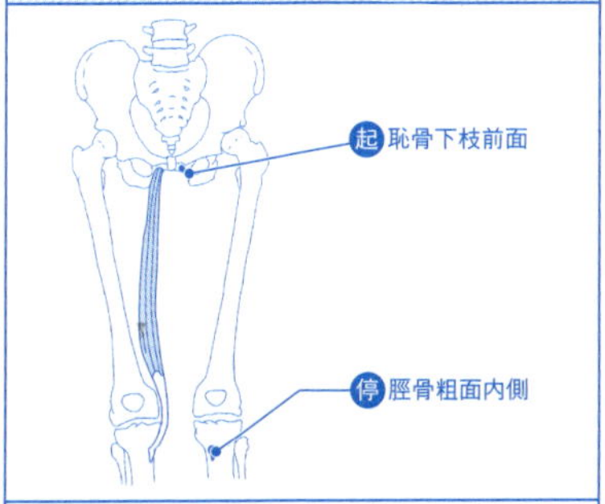

起始	恥骨下枝前面
停止	脛骨の脛骨粗面内側
支配神経	閉鎖神経

出題頻度 ▶ 💪💪💪

外閉鎖筋 (がいへいさきん)

作用

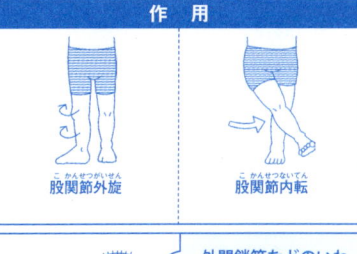

股関節外旋 / 股関節内転

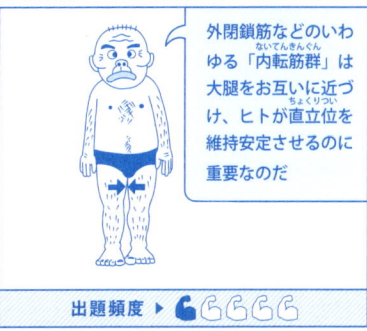

停	転子窩
起	閉鎖膜の外面

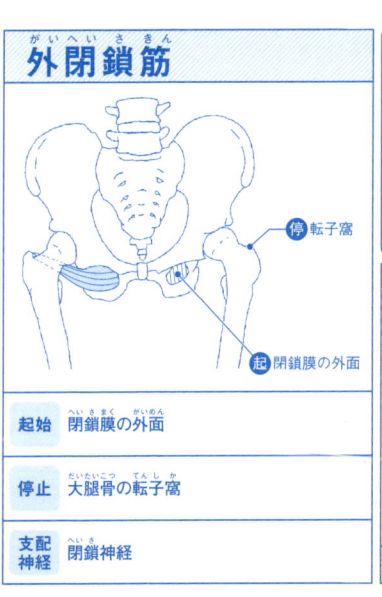

起始	閉鎖膜の外面
停止	大腿骨の転子窩
支配神経	閉鎖神経

外閉鎖筋などのいわゆる「内転筋群」は大腿をお互いに近づけ、ヒトが直立位を維持安定させるのに重要なのだ

出題頻度 ▶ 💪

大腿の筋

3 大腿後面の筋（屈筋群）

大腿二頭筋

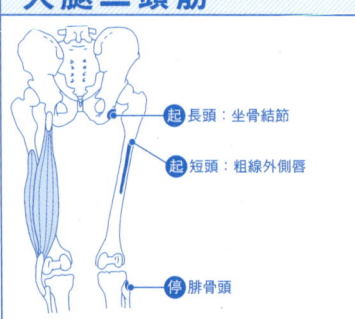

起 長頭：坐骨結節
起 短頭：粗線外側唇
停 腓骨頭

起始	長頭：坐骨の坐骨結節 短頭：大腿骨の粗線外側唇
停止	腓骨の腓骨頭
支配神経	長頭：坐骨神経（脛骨神経） 短頭：坐骨神経（総腓骨神経）

作用

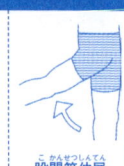

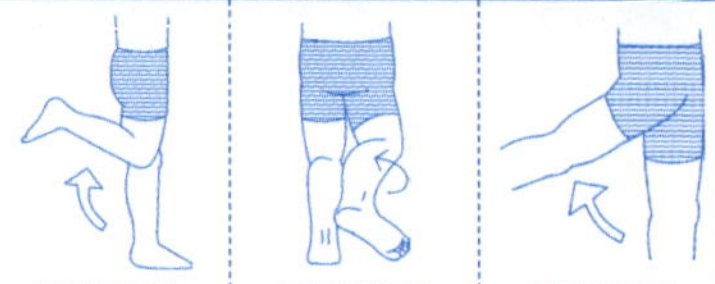

膝関節屈曲 ／ 膝関節外旋 ／ 股関節伸展

四肢を使って生きる全ての哺乳類にとって、大腿を後ろへ蹴る動作において最も重要なのは、殿筋ではなく大腿二頭筋である

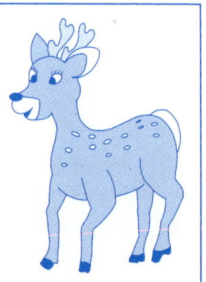

出題頻度 ▶ ＣＣＣＣＣ

半腱様筋

起 坐骨結節
停 脛骨粗面内側

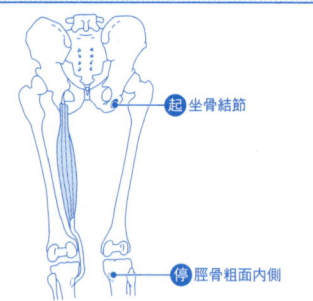

起始	坐骨の坐骨結節
停止	脛骨の脛骨粗面内側
支配神経	坐骨神経（脛骨神経）

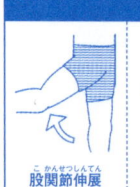

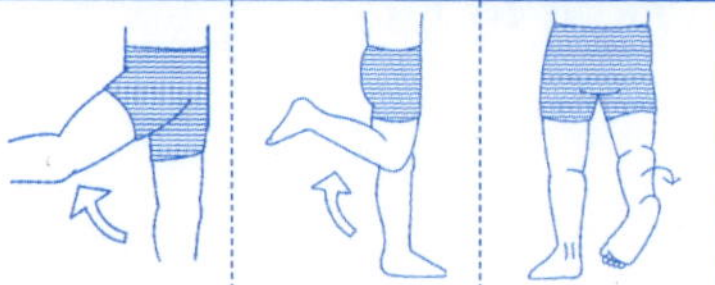

作用

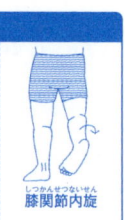

股関節伸展 ／ 膝関節屈曲 ／ 膝関節内旋

半腱様筋、半膜様筋、大腿二頭筋を合わせて「ハムストリングス」といい、これらは激しいダッシュが要求されるスポーツでよく使われるんだ!!

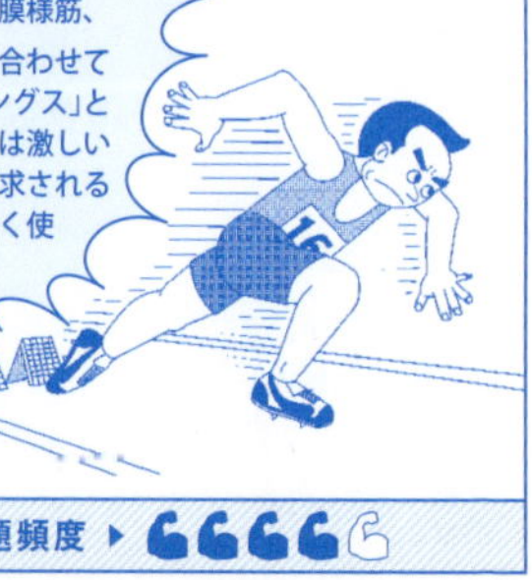

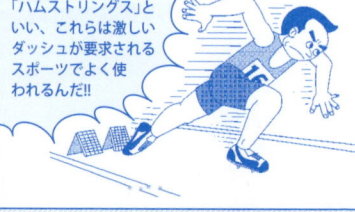

出題頻度 ▶ ＣＣＣＣＣ

Muscle Impact
[下肢]

半膜様筋(はんまくようきん)

起 坐骨結節
停 脛骨内側顆後部

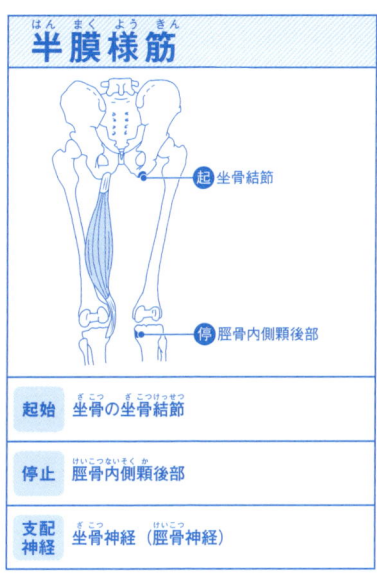

起始	坐骨の坐骨結節
停止	脛骨内側顆後部
支配神経	坐骨神経（脛骨神経）

作用

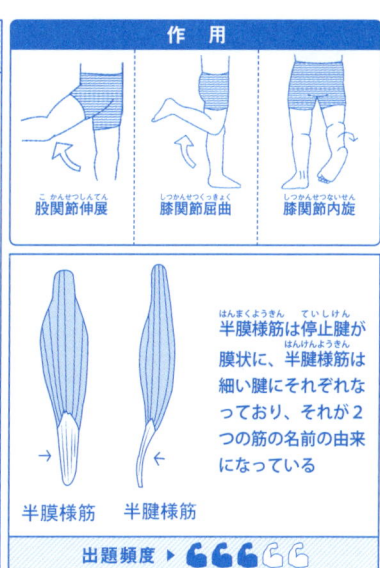

股関節伸展 ／ 膝関節屈曲 ／ 膝関節内旋

半膜様筋は停止腱が膜状に、半腱様筋は細い腱にそれぞれなっており、それが2つの筋の名前の由来になっている

半膜様筋　半腱様筋

出題頻度 ▶ 🍒🍒🍒🍒🍒

大腿部の断面図

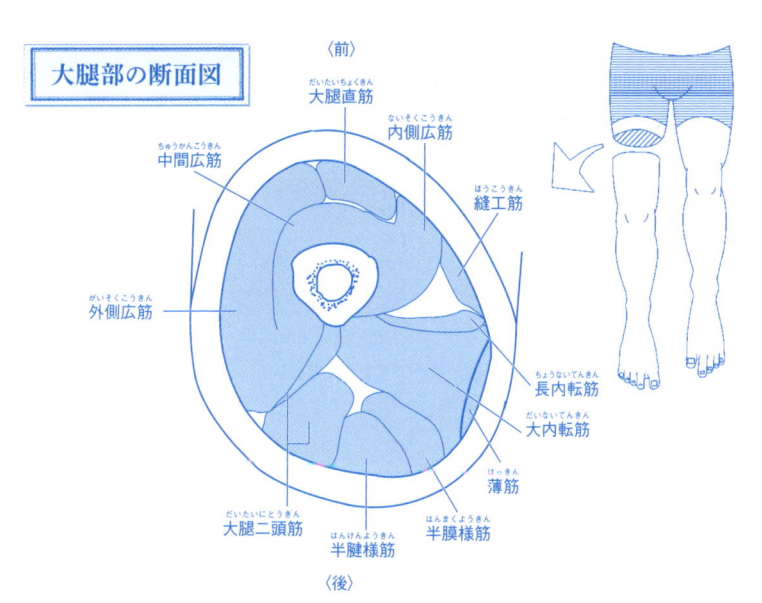

〈前〉

- 大腿直筋
- 内側広筋
- 中間広筋
- 縫工筋
- 外側広筋
- 長内転筋
- 大内転筋
- 薄筋
- 大腿二頭筋
- 半腱様筋
- 半膜様筋

〈後〉

大腿の筋

下腿の筋

1 下腿前面の筋（伸筋群）

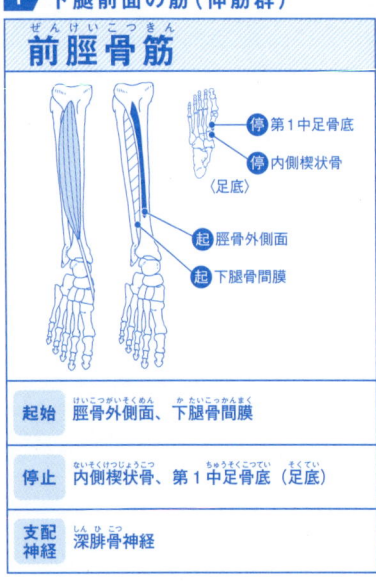

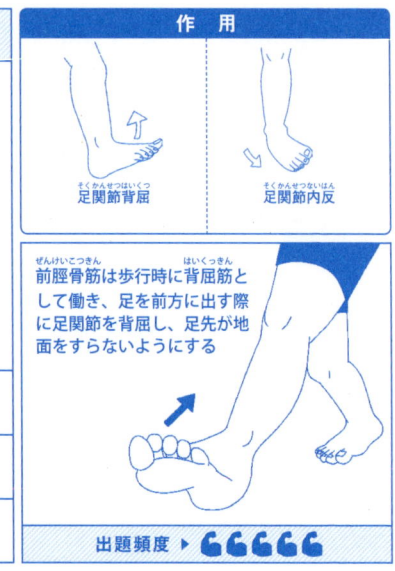

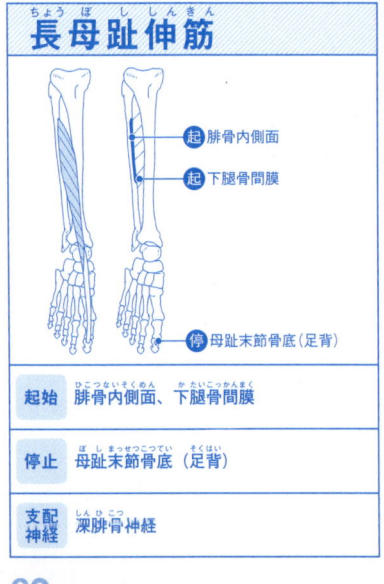

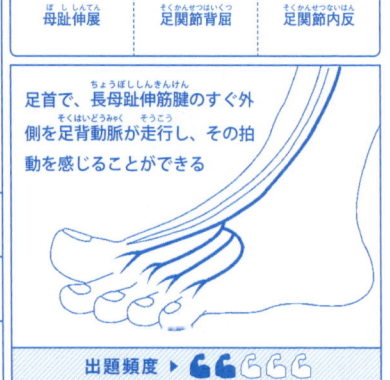

前脛骨筋

作用

足関節背屈　　足関節内反

前脛骨筋は歩行時に背屈筋として働き、足を前方に出す際に足関節を背屈し、足先が地面をすらないようにする

起始	脛骨外側面、下腿骨間膜
停止	内側楔状骨、第1中足骨底（足底）
支配神経	深腓骨神経

出題頻度 ▶ 👾👾👾👾👾

長母趾伸筋

起　腓骨内側面
起　下腿骨間膜
停　母趾末節骨底（足背）

作用

母趾伸展　　足関節背屈　　足関節内反

足首で、長母趾伸筋腱のすぐ外側を足背動脈が走行し、その拍動を感じることができる

起始	腓骨内側面、下腿骨間膜
停止	母趾末節骨底（足背）
支配神経	深腓骨神経

出題頻度 ▶ 👾👾👾👾👾

62

Muscle Impact
[下肢]

長趾伸筋 (ちょうししんきん)

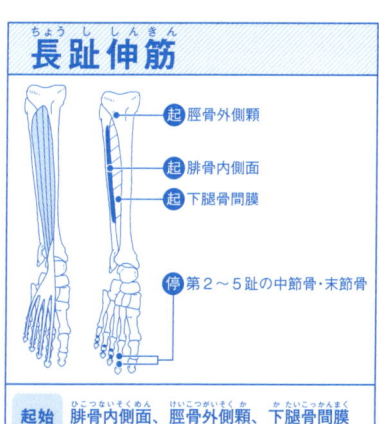

- 起 脛骨外側顆
- 起 腓骨内側面
- 起 下腿骨間膜
- 停 第2〜5趾の中節骨・末節骨

起始	腓骨内側面、脛骨外側顆、下腿骨間膜
停止	第2〜5の趾背腱膜へ移行し、中節骨・末節骨に終わる
支配神経	深腓骨神経

作用

第2〜5趾伸展 / 足関節背屈 / 足関節外反

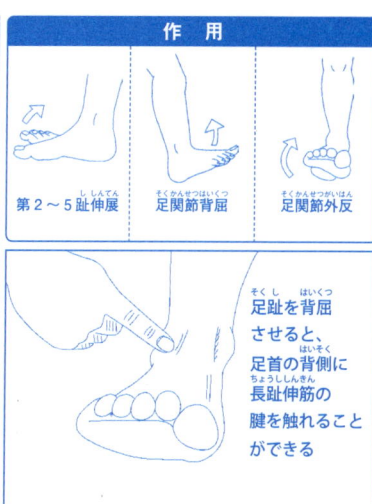

足趾を背屈させると、足首の背側に長趾伸筋の腱を触れることができる

出題頻度 ▶ 🕹🕹🕹🕹

第三腓骨筋 (だいさんひこつきん)

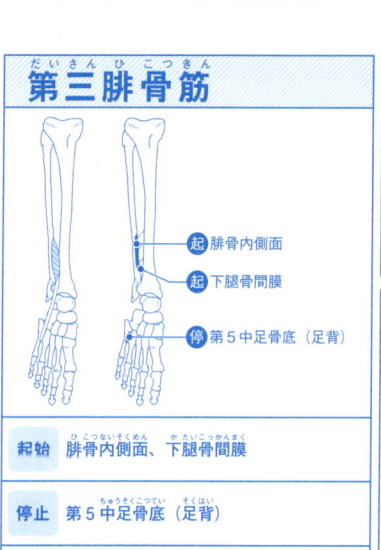

- 起 腓骨内側面
- 起 下腿骨間膜
- 停 第5中足骨底（足背）

起始	腓骨内側面、下腿骨間膜
停止	第5中足骨底（足背）
支配神経	深腓骨神経

作用

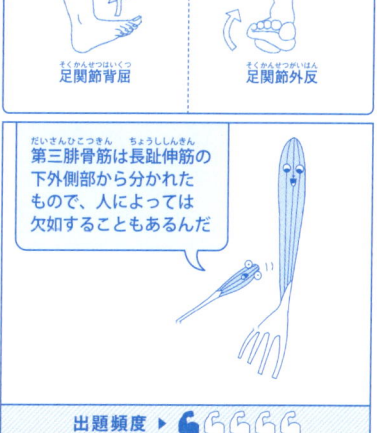

足関節背屈 / 足関節外反

第三腓骨筋は長趾伸筋の下外側部から分かれたもので、人によっては欠如することもあるんだ

出題頻度 ▶ 🕹🕹🕹🕹🕹

下腿の筋

63

2 下腿外側面の筋（腓骨筋群）

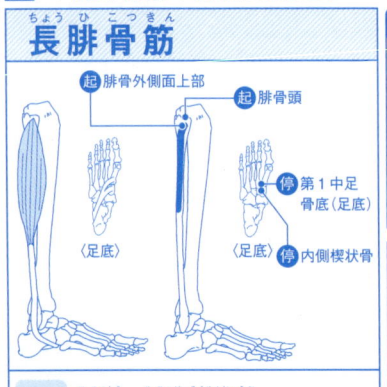

長腓骨筋

作用

足関節底屈 ／ 足関節外反

起始	腓骨頭、腓骨外側面上部
停止	内側楔状骨、第1中足骨底（足底）
支配神経	浅腓骨神経

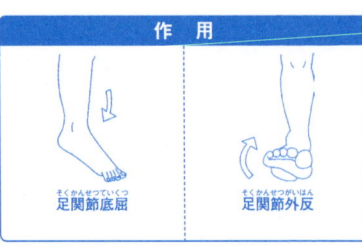

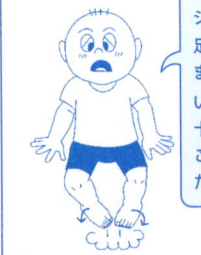

起：腓骨外側面上部
起：腓骨頭
停：第1中足骨底（足底）
停：内側楔状骨
〈足底〉

ジャンプした時などに足が内反位になり、まっすぐ前方に向かない人は、長腓骨筋が十分に発達していないことが示されるんだって

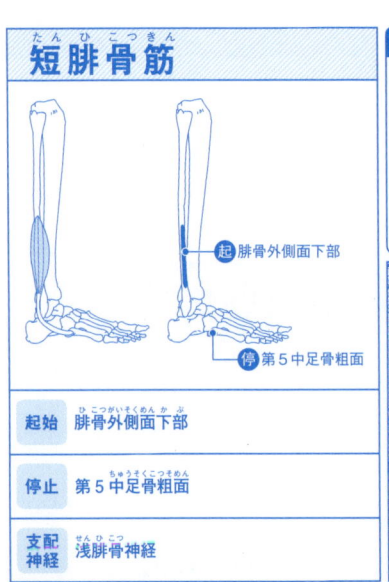

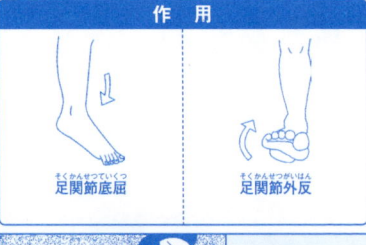

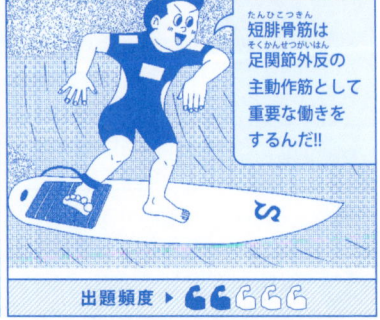

出題頻度 ▶ 🌑🌑🌑🌑🌑

短腓骨筋

作用

足関節底屈 ／ 足関節外反

起始	腓骨外側面下部
停止	第5中足骨粗面
支配神経	浅腓骨神経

起：腓骨外側面下部
停：第5中足骨粗面

短腓骨筋は足関節外反の主動作筋として重要な働きをするんだ!!

出題頻度 ▶ 🌑🌑🌑🌑🌑

Muscle Impact
[下肢]

3 下腿後面の筋（屈筋群）

腓腹筋

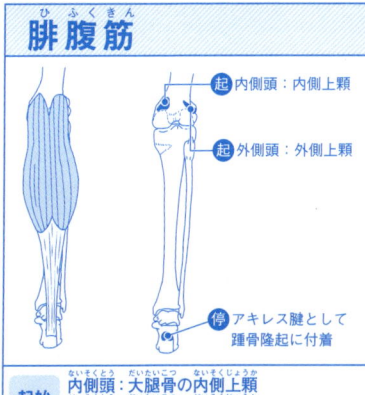

- 起 内側頭：内側上顆
- 起 外側頭：外側上顆
- 停 アキレス腱として踵骨隆起に付着

起始	内側頭：大腿骨の内側上顆 外側頭：大腿骨の外側上顆
停止	アキレス腱として踵骨隆起に付着
支配神経	脛骨神経

作用

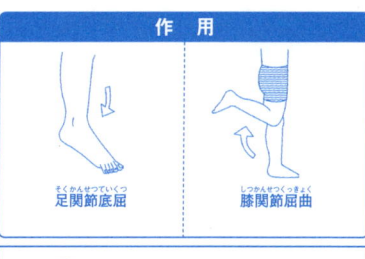

足関節底屈　　膝関節屈曲

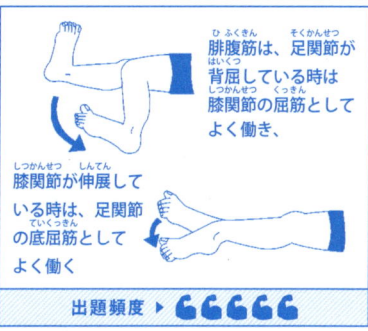

腓腹筋は、足関節が背屈している時は膝関節の屈筋としてよく働き、膝関節が伸展している時は、足関節の底屈筋としてよく働く

出題頻度 ▶ 🕹🕹🕹🕹🕹

ヒラメ筋

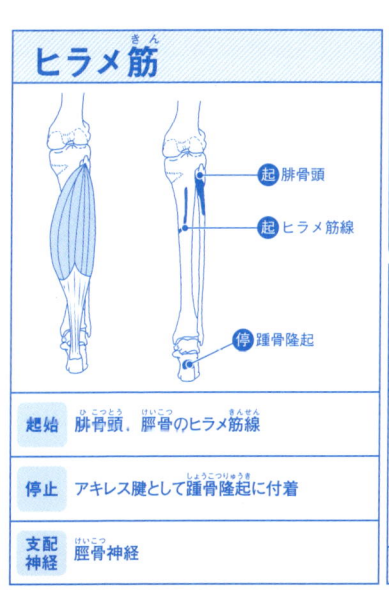

- 起 腓骨頭
- 起 ヒラメ筋線
- 停 踵骨隆起

起始	腓骨頭、脛骨のヒラメ筋線
停止	アキレス腱として踵骨隆起に付着
支配神経	脛骨神経

作用

足関節底屈

膝関節を少し屈曲させながら足関節を底屈させると、腓腹筋よりもヒラメ筋が集中的に働くのよ

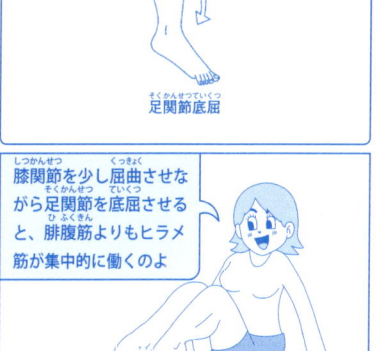

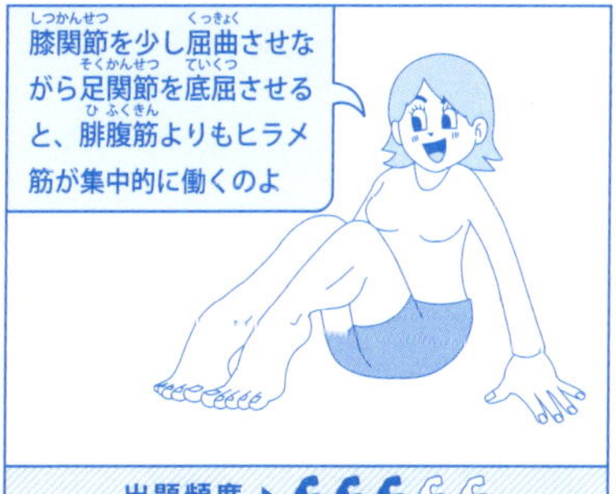

出題頻度 ▶ 🕹🕹🕹🕹🕹

足底筋 (そくていきん)

起 外側上顆
停 アキレス腱内側縁

起始	大腿骨の外側上顆
停止	アキレス腱内側縁に癒合
支配神経	脛骨神経

作用

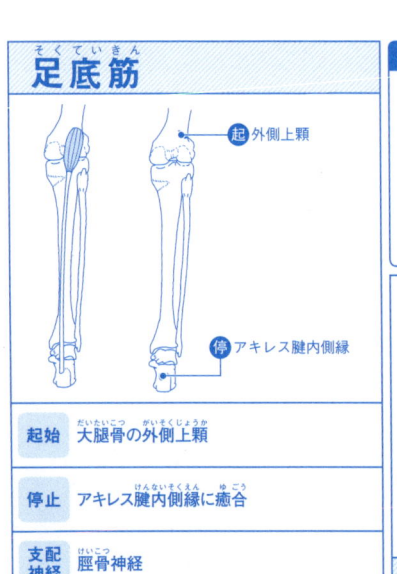

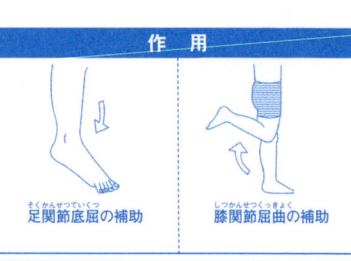

足関節底屈の補助 / 膝関節屈曲の補助

足底筋はその昔、足底まで達する屈筋であったが、ヒトでは退化の一途をたどる。一方跳躍性原猿類のキツネザルなどでは足底筋は大きく、腱は足底腱膜にまで達する。ちなみにゴリラやテナガザルはこの筋自体ない

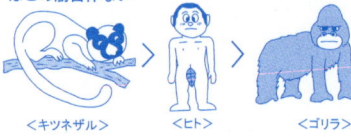

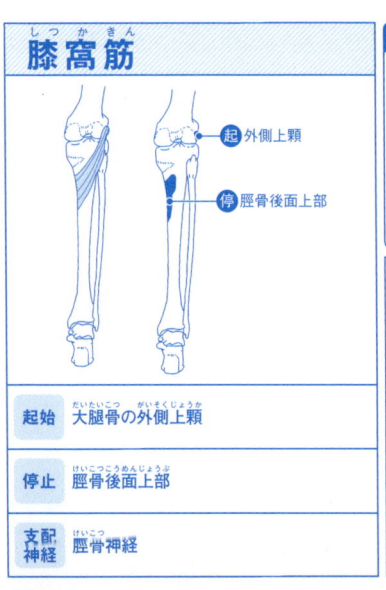

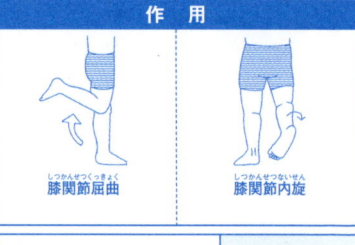

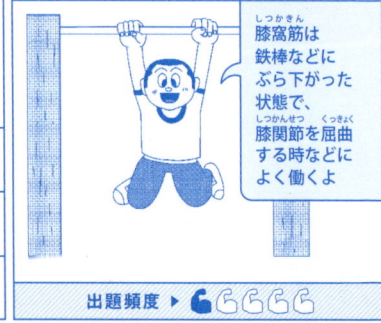

＜キツネザル＞ ＞ ＜ヒト＞ ＞ ＜ゴリラ＞

出題頻度 ▶ 🕹🕹🕹🕹🕹

膝窩筋 (しつかきん)

起 外側上顆
停 脛骨後面上部

起始	大腿骨の外側上顆
停止	脛骨後面上部
支配神経	脛骨神経

作用

膝関節屈曲 / 膝関節内旋

膝窩筋は鉄棒などにぶら下がった状態で、膝関節を屈曲する時などによく働くよ

出題頻度 ▶ 🕹🕹🕹🕹🕹

Muscle Impact
[下肢]

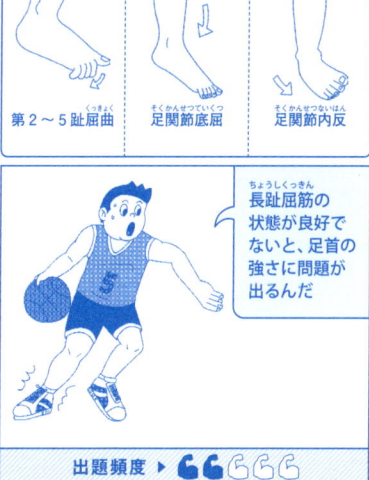

後脛骨筋(こうけいこつきん)

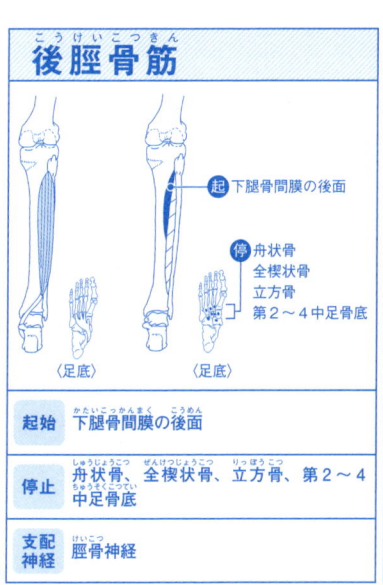

〈足底〉 〈足底〉

起 下腿骨間膜の後面
停 舟状骨、全楔状骨、立方骨、第2～4中足骨底

起始	下腿骨間膜の後面
停止	舟状骨、全楔状骨、立方骨、第2～4中足骨底
支配神経	脛骨神経

作用

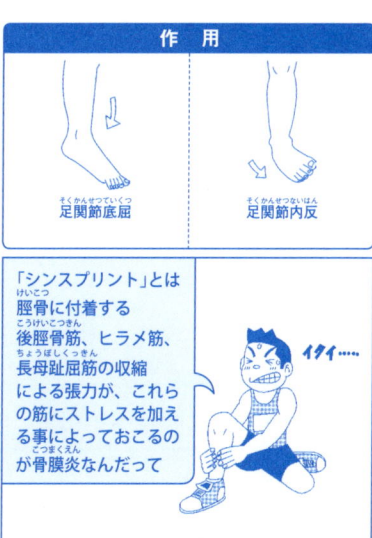

足関節底屈　　足関節内反

「シンスプリント」とは脛骨に付着する後脛骨筋、ヒラメ筋、長母趾屈筋の収縮による張力が、これらの筋にストレスを加える事によっておこるのが骨膜炎なんだって

イタイ……

出題頻度 ▶ 🟡🟡🟡🟡🟡

長趾屈筋(ちょうしくっきん)

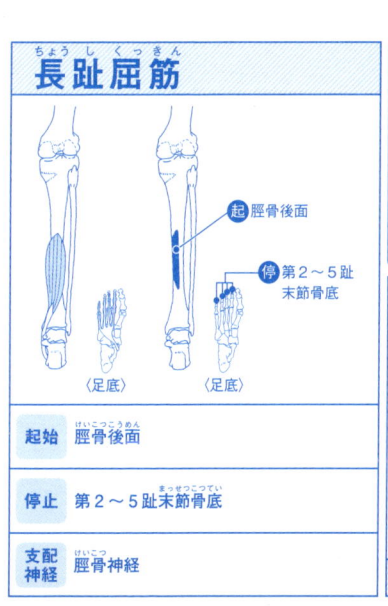

〈足底〉 〈足底〉

起 脛骨後面
停 第2～5趾末節骨底

起始	脛骨後面
停止	第2～5趾末節骨底
支配神経	脛骨神経

作用

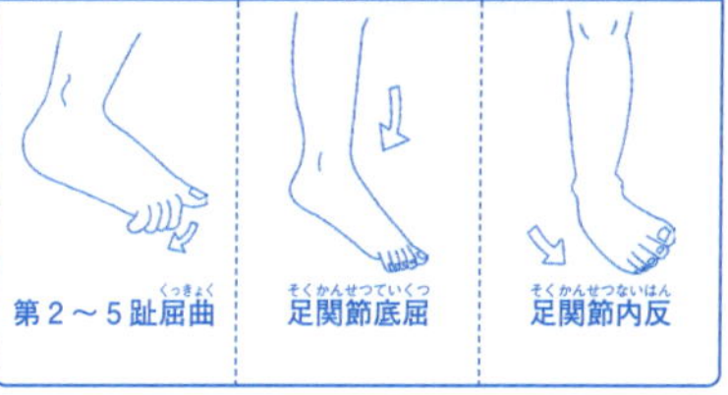

第2～5趾屈曲　　足関節底屈　　足関節内反

長趾屈筋の状態が良好でないと、足首の強さに問題が出るんだ

出題頻度 ▶ 🟡🟡⚪⚪⚪

下腿の筋

長母趾屈筋

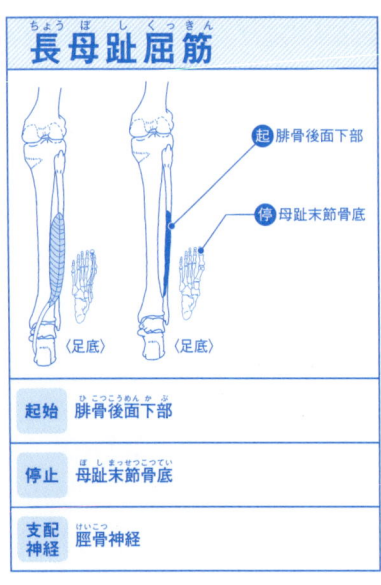

〈足底〉 〈足底〉

- 起 腓骨後面下部
- 停 母趾末節骨底

起始	腓骨後面下部
停止	母趾末節骨底
支配神経	脛骨神経

作用

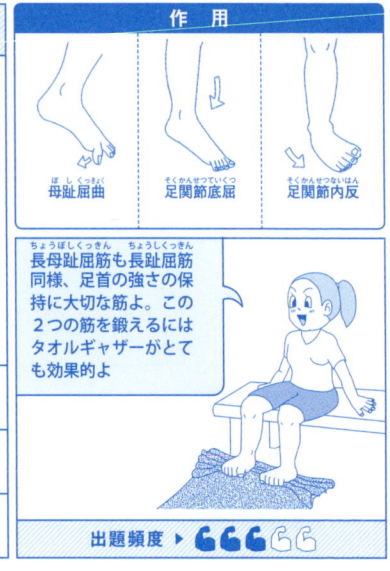

母趾屈曲	足関節底屈	足関節内反

長母趾屈筋も長趾屈筋同様、足首の強さの保持に大切な筋よ。この2つの筋を鍛えるにはタオルギャザーがとても効果的よ

出題頻度 ▶ 👾👾👾👾👾

下腿部の断面図

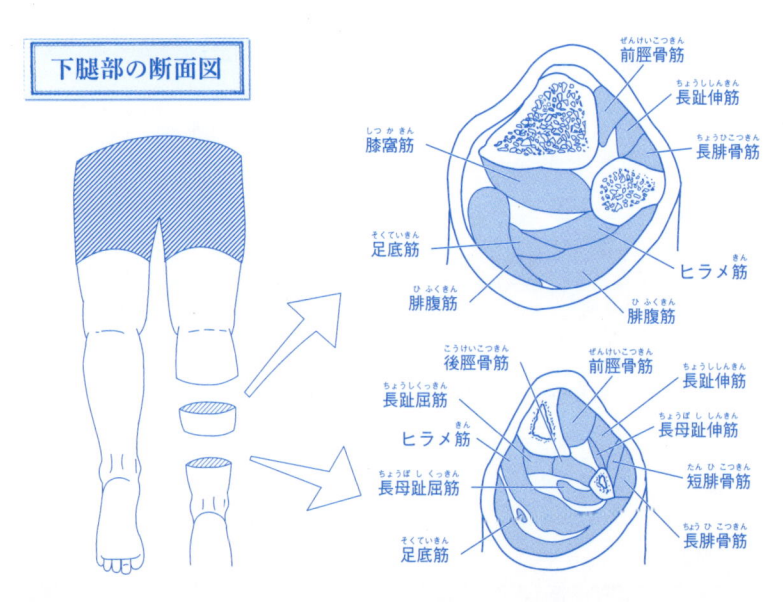

- 前脛骨筋
- 長趾伸筋
- 膝窩筋
- 長腓骨筋
- 足底筋
- ヒラメ筋
- 腓腹筋
- 腓腹筋

- 後脛骨筋
- 前脛骨筋
- 長趾屈筋
- 長趾伸筋
- ヒラメ筋
- 長母趾伸筋
- 長母趾屈筋
- 短腓骨筋
- 足底筋
- 長腓骨筋

足の筋

Muscle Impact
[下肢]

1 足背筋

短母趾伸筋

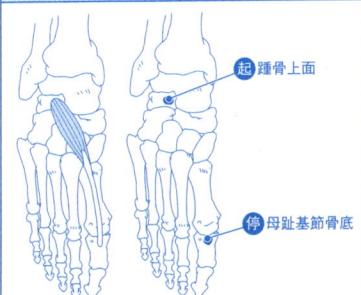

- 起 踵骨上面
- 停 母趾基節骨底

起始	踵骨上面
停止	母趾基節骨底
支配神経	深腓骨神経

作用

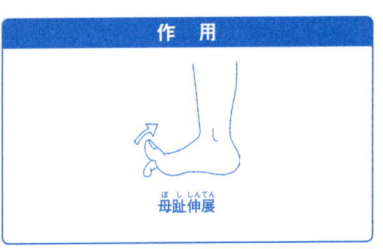

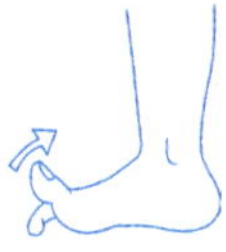

母趾伸展

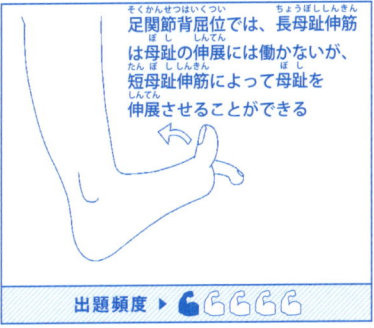

足関節背屈位では、長母趾伸筋は母趾の伸展には働かないが、短母趾伸筋によって母趾を伸展させることができる

出題頻度 ▶ 🍒🍒🍒🍒🍒

短趾伸筋

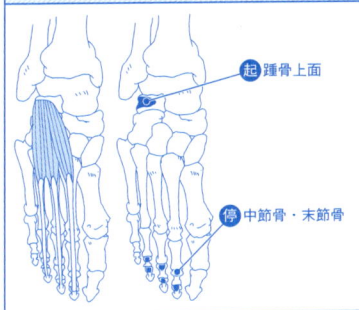

- 起 踵骨上面
- 停 中節骨・末節骨

起始	踵骨上面
停止	第2〜4趾の長趾伸筋腱に合し、中節骨・末節骨に終わる
支配神経	深腓骨神経

作用

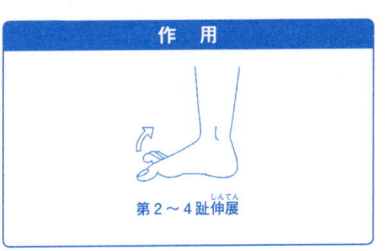

第2〜4趾伸展

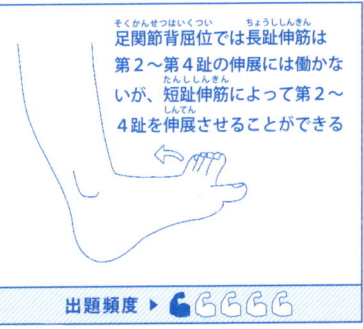

足関節背屈位では長趾伸筋は第2〜第4趾の伸展には働かないが、短趾伸筋によって第2〜4趾を伸展させることができる

出題頻度 ▶ 🍒🍒🍒🍒🍒

2 母趾球筋

母趾外転筋

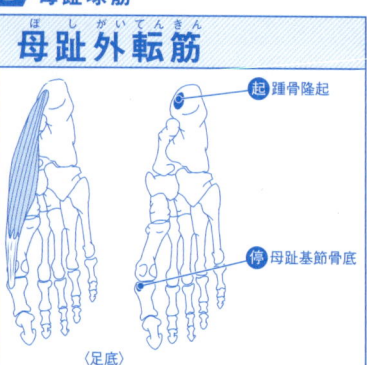

〈足底〉

起始	踵骨隆起
停止	母趾基節骨底
支配神経	内側足底神経

作用

母趾外転 / 母趾屈曲

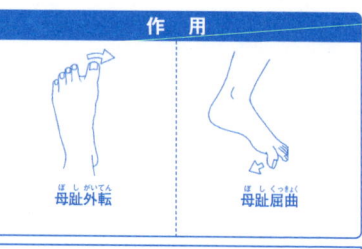

母趾外転筋は、足の内側のふくらみを作り、さらに踵骨から趾骨まで伸びているので、内側の縦足弓の保持に役立つ

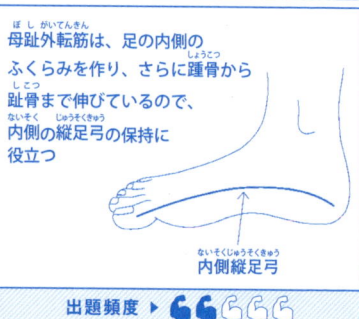

内側縦足弓

出題頻度 ▶ 🅒🅒🅒🅒🅒

短母趾屈筋

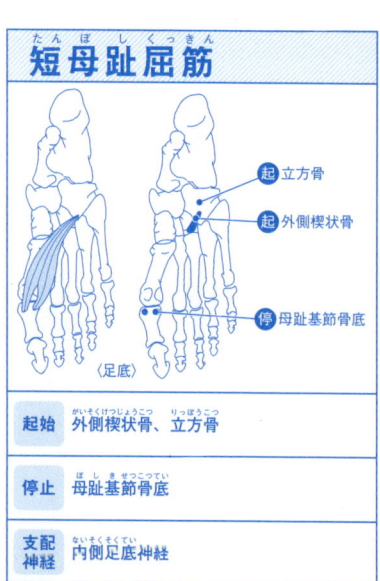

起 立方骨
起 外側楔状骨
停 母趾基節骨底

〈足底〉

起始	外側楔状骨、立方骨
停止	母趾基節骨底
支配神経	内側足底神経

作用

母趾の中足趾節関節屈曲

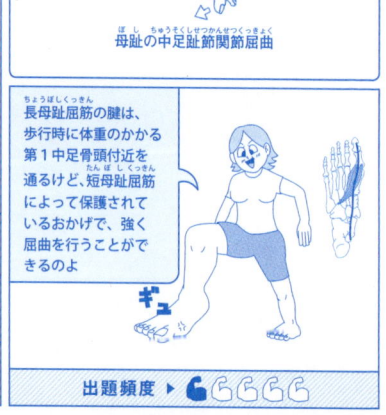

長母趾屈筋の腱は、歩行時に体重のかかる第1中足骨頭付近を通るけど、短母趾屈筋によって保護されているおかげで、強く屈曲を行うことができるのよ

ギュ

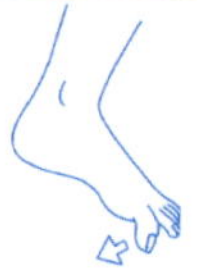

出題頻度 ▶ 🅒🅒🅒🅒🅒

Muscle Impact
[下肢]

母趾内転筋
ぼしないてんきん

〈足底〉

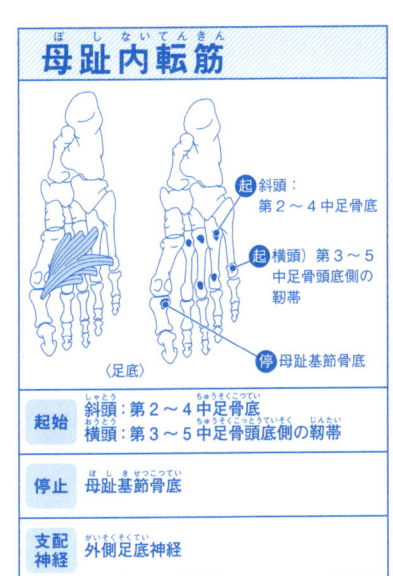

起 斜頭：第2～4中足骨底
起 横頭）第3～5中足骨頭底側の靭帯
停 母趾基節骨底

起始	斜頭：第2～4中足骨底 横頭：第3～5中足骨頭底側の靭帯
停止	母趾基節骨底
支配神経	外側足底神経

作用

母趾内転 | 母趾の中足趾節関節屈曲

母趾内転筋は、足の前部を固定して横足弓（足の横アーチ）の保持に役立つ

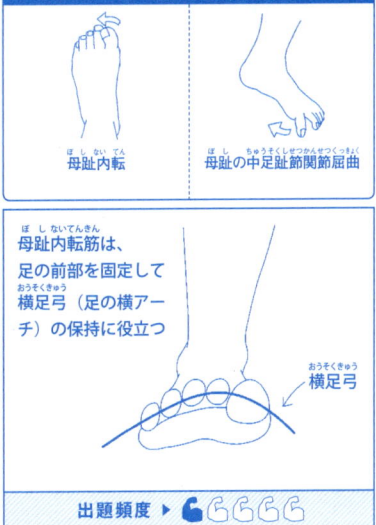

横足弓

出題頻度 ▶ 👾👾👾👾👾

足の筋

3 小趾球筋

小趾外転筋

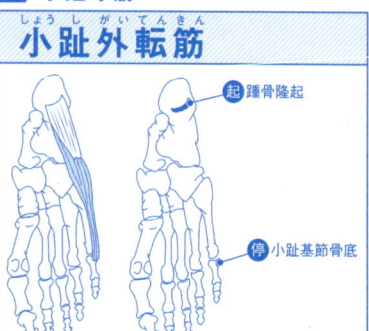

〈足底〉

起始	踵骨隆起
停止	小趾基節骨底
支配神経	外側足底神経

作用

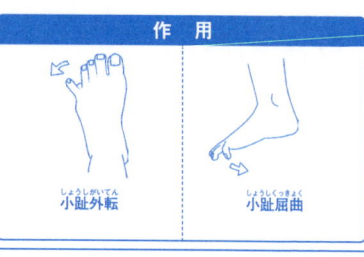

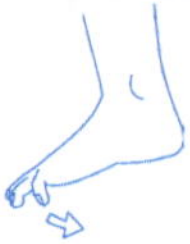

小趾外転 / 小趾屈曲

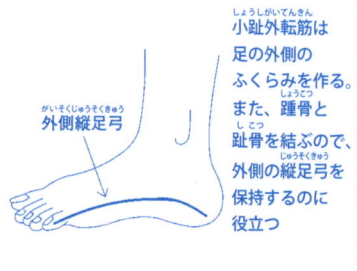

外側縦足弓

小趾外転筋は足の外側のふくらみを作る。また、踵骨と趾骨を結ぶので、外側の縦足弓を保持するのに役立つ

出題頻度 ▶ 🟡🟡🟡🟡🟡

起：踵骨隆起
停：小趾基節骨底

短小趾屈筋

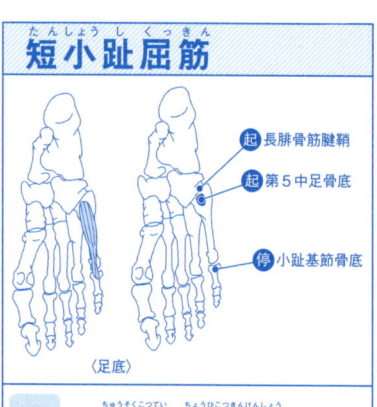

〈足底〉

起始	第5中足骨底、長腓骨筋腱鞘
停止	小趾基節骨底
支配神経	外側足底神経

作用

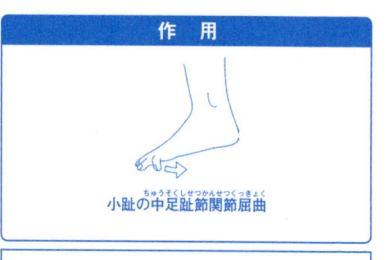

小趾の中足趾節関節屈曲

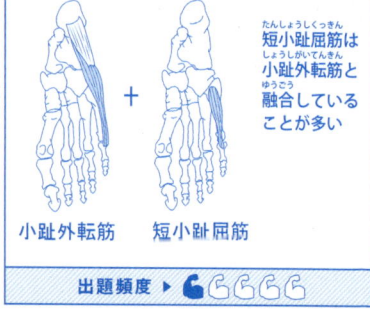

短小趾屈筋は小趾外転筋と融合していることが多い

小趾外転筋 ＋ 短小趾屈筋

出題頻度 ▶ 🟡🟡🟡🟡🟡

起：長腓骨筋腱鞘
起：第5中足骨底
停：小趾基節骨底

[下肢]

4 中足筋

短趾屈筋

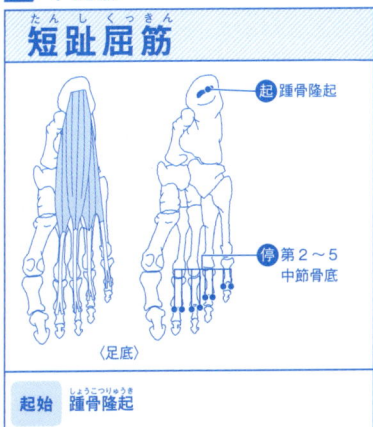

〈足底〉

- 起：踵骨隆起
- 停：第2〜5中節骨底

起始	踵骨隆起
停止	第2〜5中節骨底
支配神経	内側足底神経

作用

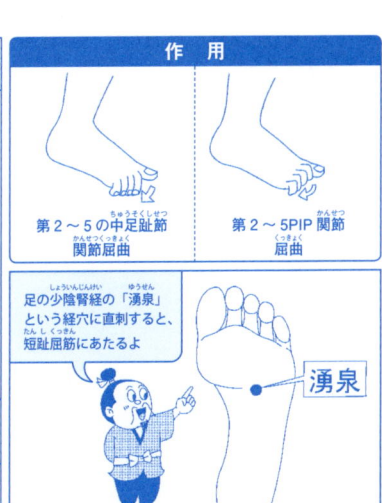

第2〜5の中足趾節関節屈曲 ／ 第2〜5PIP関節屈曲

足の少陰腎経の「湧泉」という経穴に直刺すると、短趾屈筋にあたるよ

湧泉

出題頻度 ▶ 🦶🦶🦶🦶

足底方形筋

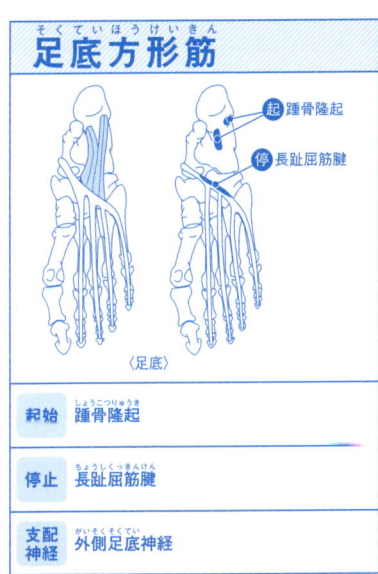

〈足底〉

- 起：踵骨隆起
- 停：長趾屈筋腱

起始	踵骨隆起
停止	長趾屈筋腱
支配神経	外側足底神経

作用

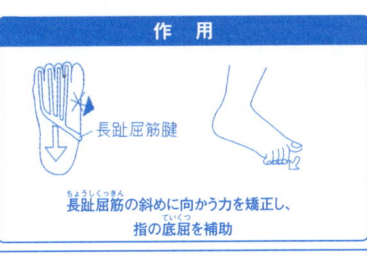

長趾屈筋腱

長趾屈筋の斜めに向かう力を矯正し、指の底屈を補助

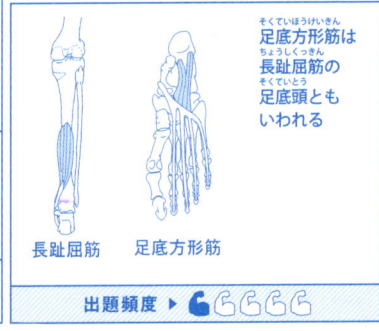

足底方形筋は長趾屈筋の足底頭ともいわれる

長趾屈筋　足底方形筋

出題頻度 ▶ 🦶🦶🦶🦶

足の筋

虫様筋

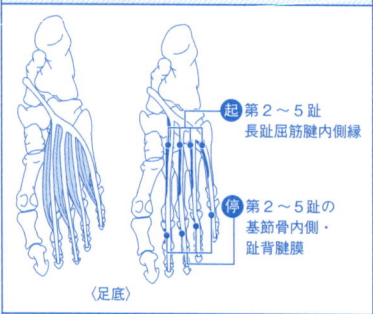

〈足底〉

起 第2〜5趾 長趾屈筋腱内側縁
停 第2〜5趾の基節骨内側・趾背腱膜

起始	第2〜5に向かう長趾屈筋腱内側縁
停止	第2〜5の基節骨内側・趾背腱膜
支配神経	第1虫様筋：内側足底神経 第2〜4虫様筋：外側足底神経

作用

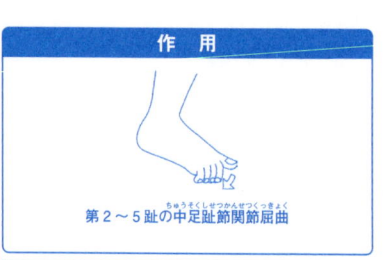

第2〜5趾の中足趾節関節屈曲

足の虫様筋は手の虫様筋と異なり、変異が多く見られるんだ。例えば、足の虫様筋は一部欠如したり、逆に数が多かったりするんだって

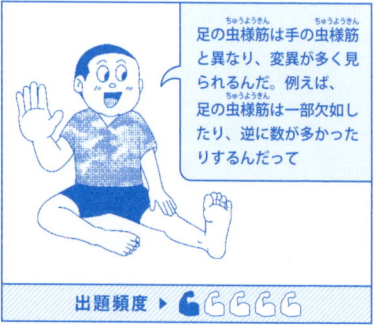

出題頻度 ▶ 🐾🐾🐾🐾

底側骨間筋

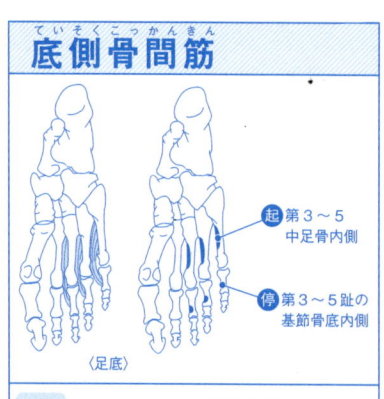

〈足底〉

起 第3〜5中足骨内側
停 第3〜5趾の基節骨底内側

起始	全3個。第3〜5中足骨内側
停止	第3〜5基節骨底内側
支配神経	外側足底神経

作用

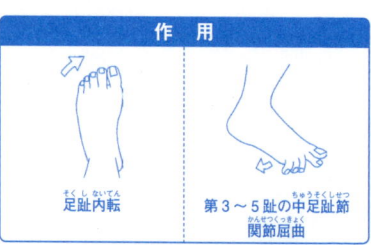

足趾内転　　第3〜5趾の中足趾節関節屈曲

第3指　第2趾

手の場合、指の外転、内転の基本軸は第3指なんだけど、足の場合は第2趾なのよ

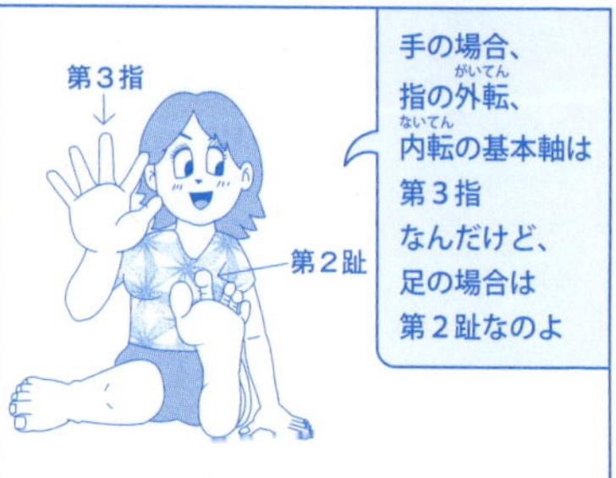

出題頻度 ▶ 🐾🐾🐾🐾

Muscle Impact
[下肢]

背側骨間筋

起 第1～5中足骨の相対する面の2頭

停 第1背側骨間筋：第2基節骨底内側

停 第2～4背側骨間筋：第2～4基節骨底内側

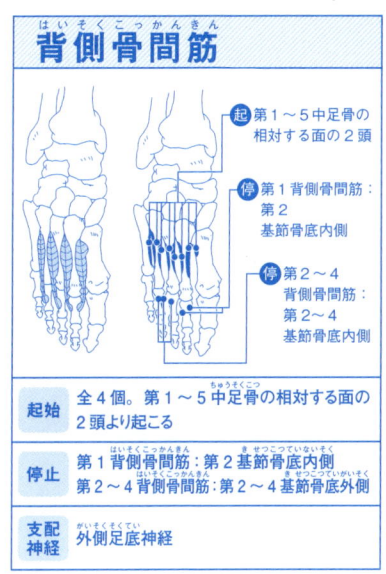

起始	全4個。第1～5中足骨の相対する面の2頭より起こる
停止	第1背側骨間筋：第2基節骨底内側 第2～4背側骨間筋：第2～4基節骨底外側
支配神経	外側足底神経

作用

足趾外転

第2～4趾の中足趾節関節屈曲

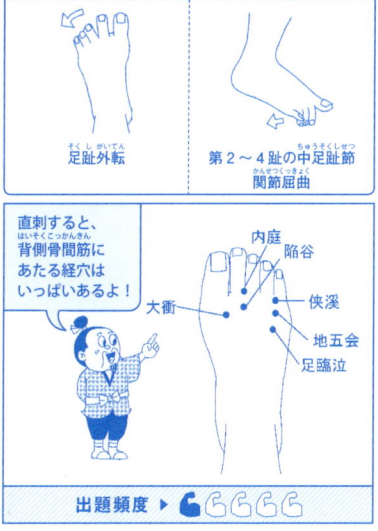

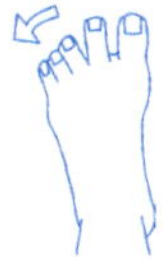

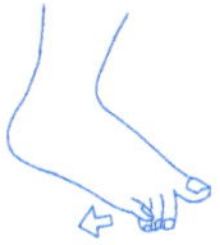

直刺すると、背側骨間筋にあたる経穴はいっぱいあるよ！

内庭
陥谷
大衝
侠渓
地五会
足臨泣

出題頻度 ▶ 🍒🍒🍒🍒

足の筋

Muscle Impact
04

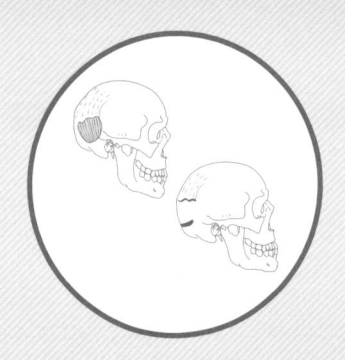

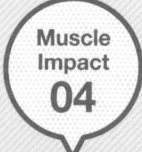

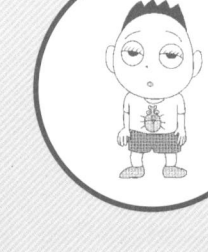

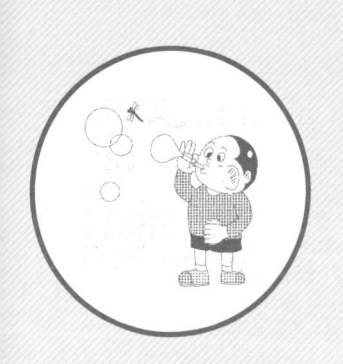

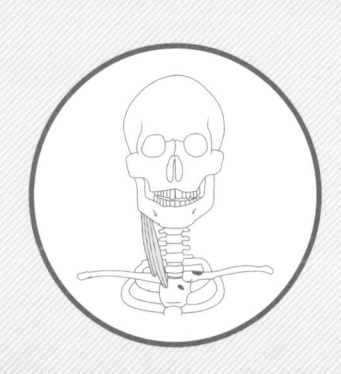

頭頸部

頭部の筋

1 表情筋

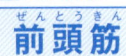

前頭筋

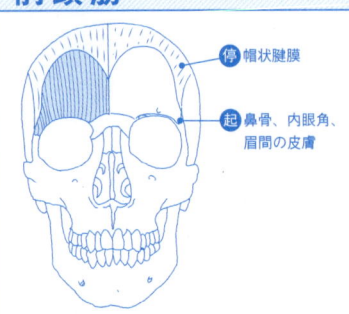

停 帽状腱膜
起 鼻骨、内眼角、眉間の皮膚

作用

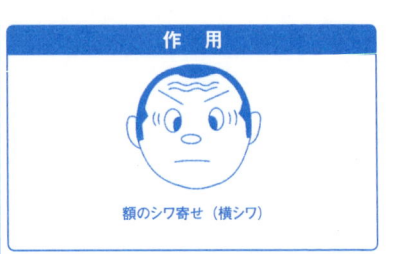

額のシワ寄せ（横シワ）

イヌはヒトにはできない、額に縦ジワを作ったり、目尻を吊り上げたりすることができる。
イヌにはヒトにはない、循状間筋や眼角後引筋といった筋があるためである

起始	鼻骨、内眼角、眉間の皮膚
停止	帽状腱膜
支配神経	顔面神経

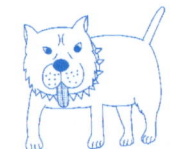

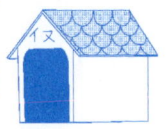

出題頻度 ▶

後頭筋

停 帽状腱膜
起 後頭骨の最上項線

作用

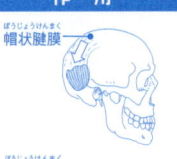

帽状腱膜
帽状腱膜を後方へ引き、額の皮膚の動きを補助

表情筋や咀嚼筋のルーツをたどっていくと、サカナがエラを動かすのに使う筋肉とルーツが一緒なんだ

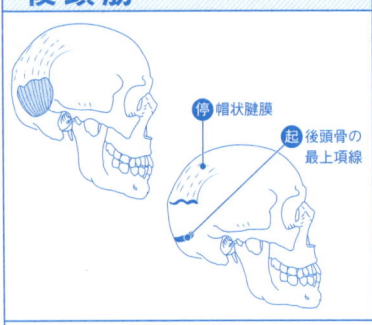

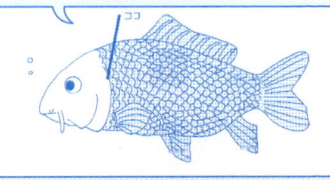

起始	後頭骨の最上項線
停止	帽状腱膜
支配神経	顔面神経

出題頻度 ▶

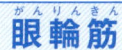

Muscle Impact
[頭頚部]

眼輪筋 (がんりんきん)

起 内側眼瞼靭帯、前頭骨、涙骨・上顎骨など
停 外側眼瞼靭帯、眉部の皮膚

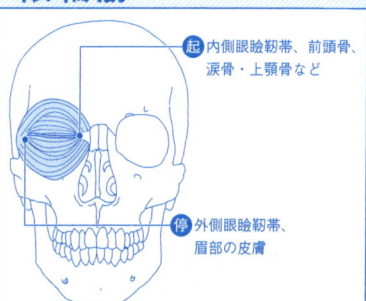

起始	内側眼瞼靭帯、前頭骨、涙骨・上顎骨など
停止	外側眼瞼靭帯、眉部の皮膚
支配神経	顔面神経

作用

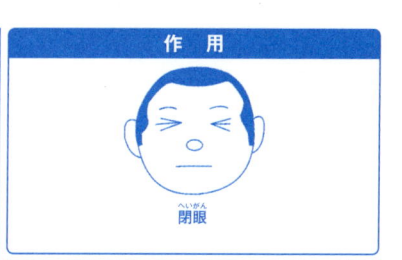

閉眼 (へいがん)

眼輪筋には「目を閉じる」という働きの他に、「涙の吸引」という意外な働きがあるんだ。この筋の一部は涙嚢についていて、灯油の手動ポンプのように働き、涙を吸引するんだって！

涙がこぼれそうな時は瞬きをすればいいんだネ！

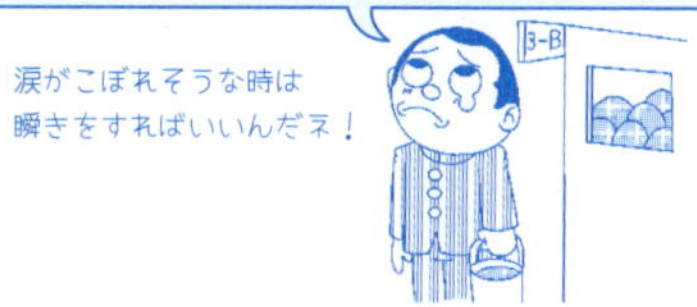

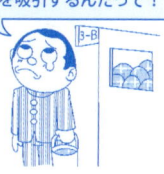

出題頻度 ▶ 😀😀😀😀😀

上眼瞼挙筋 (じょうがんけんきょきん)

起 上眼瞼の瞼板・皮膚
停 蝶形骨小翼

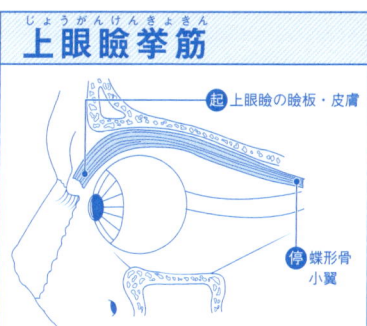

起始	上眼瞼の瞼板・皮膚
停止	蝶形骨小翼
支配神経	動眼神経

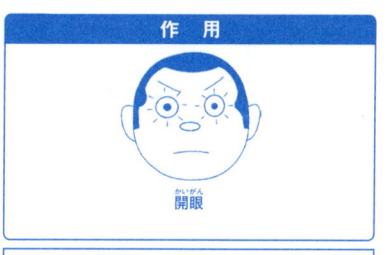

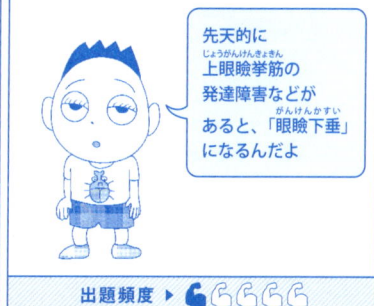

作用

開眼 (かいがん)

先天的に上眼瞼挙筋の発達障害などがあると、「眼瞼下垂」になるんだよ

出題頻度 ▶ 😀😀😀😀😀

頭部の筋

鼻筋（びきん）

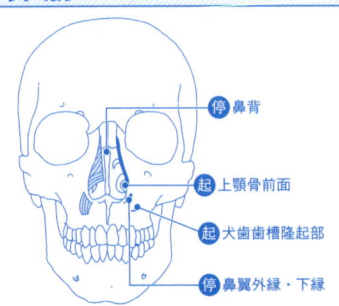

- 停：鼻背
- 起：上顎骨前面
- 起：犬歯歯槽隆起部
- 停：鼻翼外縁・下縁

起始	上顎骨前面、犬歯歯槽隆起部
停止	鼻背、鼻翼外縁・下縁
支配神経	顔面神経

作用

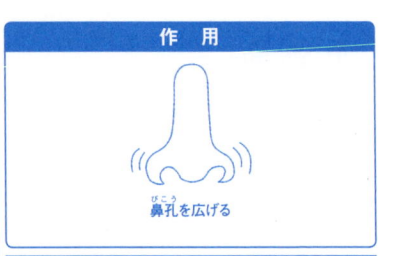

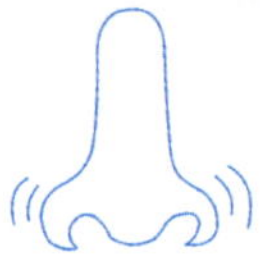

鼻孔を広げる

鼻筋は系統発生学的にみて、最初の皮筋で、両生類のカエルにもみられるんだ

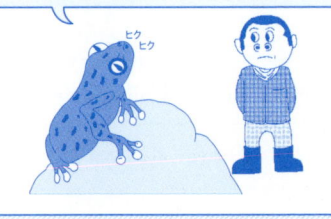

ヒクヒク

出題頻度 ▶ 🟡🟡🟡🟡🟡

口輪筋（こうりんきん）

- 上顎は、上顎外側切歯の歯槽突起に付着
- 鼻部は、鼻中隔に付着
- 下顎は、下顎外側切歯の歯槽突起に付着

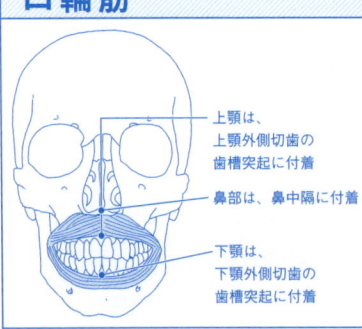

起始停止	上顎は、上顎外側切歯の歯槽突起に付着 下顎は、下顎外側切歯の歯槽突起に付着 鼻部は、鼻中隔に付着
支配神経	顔面神経

作用

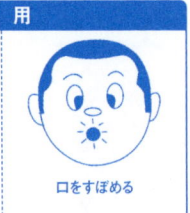

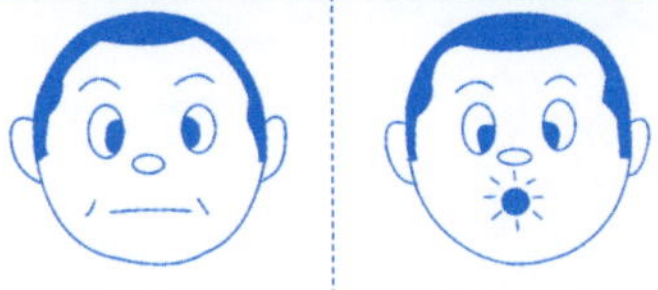

閉口　｜　口をすぼめる

口輪筋があるおかげで、哺乳類は口をきちんと閉じることができ、母乳を吸引することができる

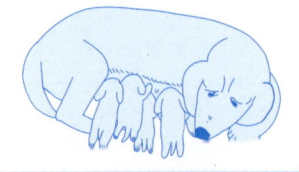

出題頻度 ▶ 🟡🟡🟡🟡🟡

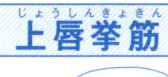

Muscle Impact
[頭頸部]

上唇挙筋（じょうしんきょきん）

- 起 眼窩下縁直下
- 停 上唇の皮膚

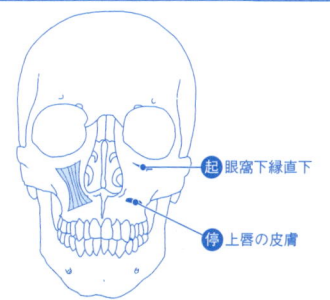

起始	眼窩下縁直下
停止	上唇の皮膚
支配神経	顔面神経

作用

上唇を引き挙げる

上唇挙筋は上唇を挙げて、白い歯を見せるステキな笑顔をする時に大切な筋なのサ!!

出題頻度 ▶ 🕹🕹🕹🕹🕹

大頬骨筋（だいきょうこつきん）

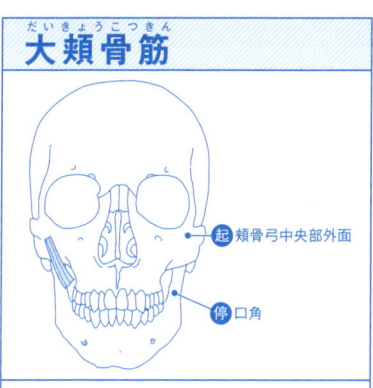

- 起 頬骨弓中央部外面
- 停 口角

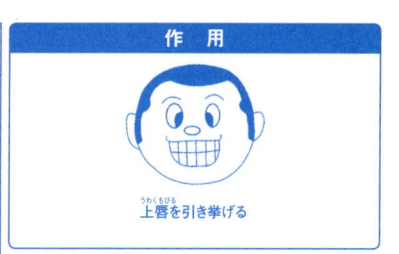

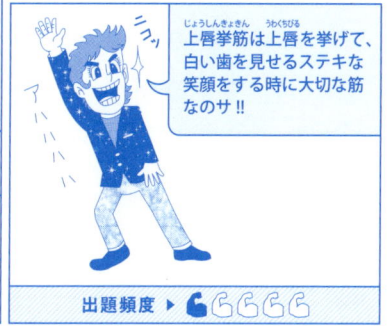

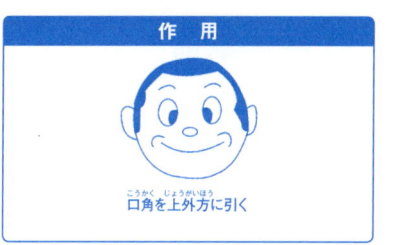

起始	頬骨弓中央部外面
停止	口角
支配神経	顔面神経

作用

口角を上外方に引く

大頬骨筋などの顔についている筋が衰えてくると、顔のお肉がたるんできて老けて見えるんざますのよ

出題頻度 ▶ 🕹🕹🕹🕹🕹

頭部の筋

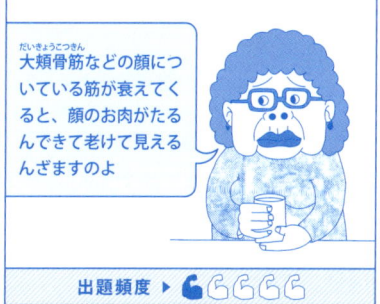

笑筋 (しょうきん)

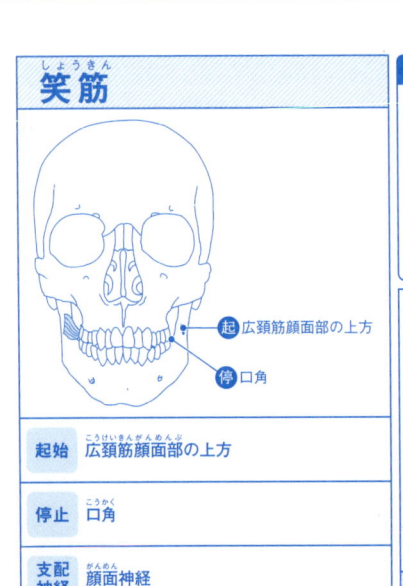

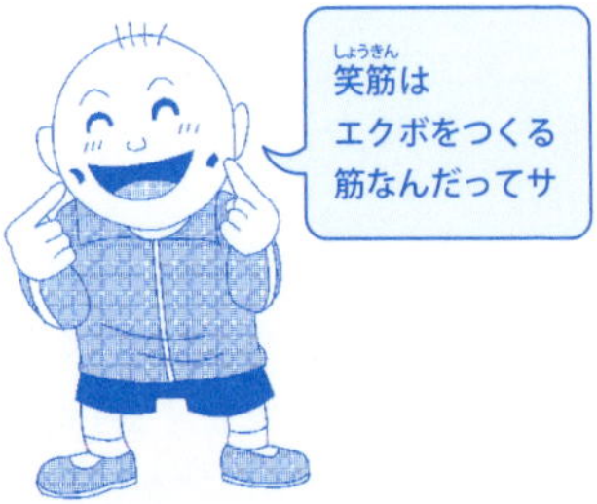

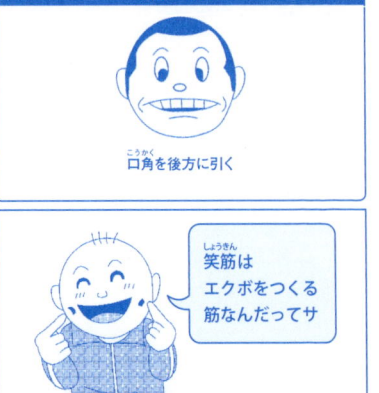

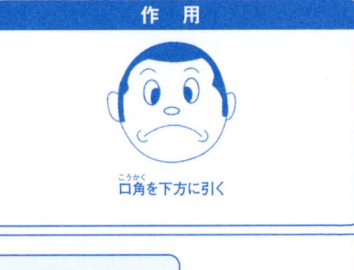

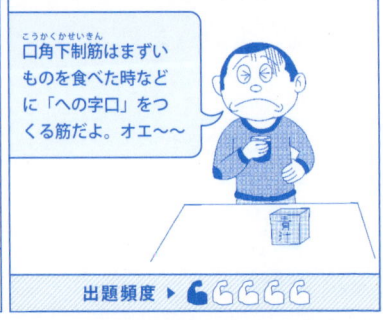

起始	広頸筋顔面部の上方 (こうけいきんがんめんぶ)
停止	口角 (こうかく)
支配神経	顔面神経 (がんめん)

作用
口角を後方に引く

笑筋はエクボをつくる筋なんだってサ

出題頻度 ▶ 🕹🕹🕹🕹🕹

口角下制筋 (こうかくかせいきん)

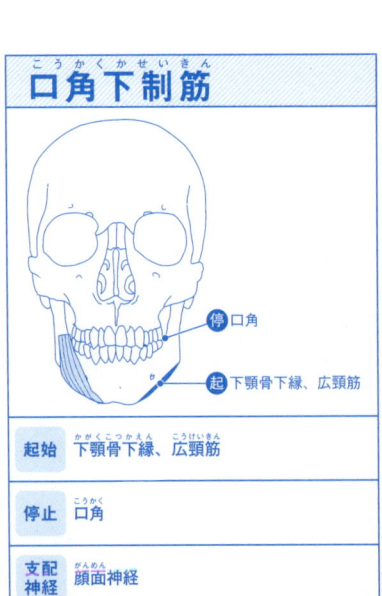

起始	下顎骨下縁、広頸筋 (かがくこつかえん、こうけいきん)
停止	口角 (こうかく)
支配神経	顔面神経 (がんめん)

作用
口角を下方に引く

口角下制筋はまずいものを食べた時などに「への字口」をつくる筋だよ。オエ〜〜

出題頻度 ▶ 🕹🕹🕹🕹🕹

Muscle Impact
[頭頸部]

頬筋(きょうきん)

起 上顎骨歯槽突起の外側面
起 下顎骨頬骨稜
停 口角

起始	上顎骨歯槽隆起の外側面、下顎骨頬骨稜
停止	口角
支配神経	顔面神経

作用

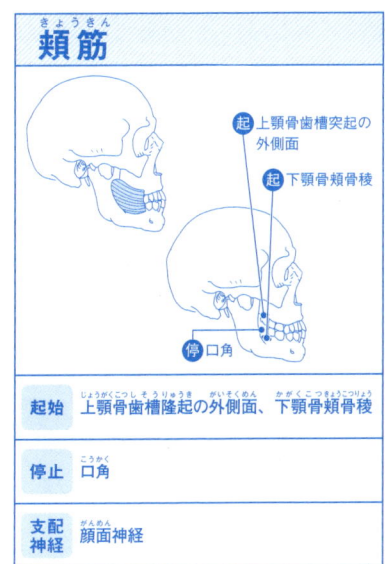

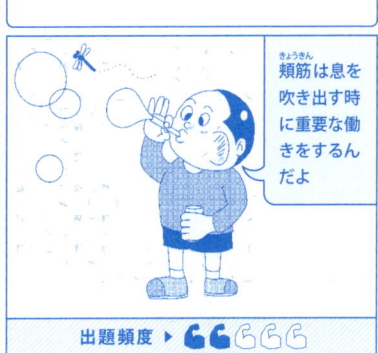

食物が上下の歯の間に入るようにする

頬筋(きょうきん)は息を吹き出す時に重要な働きをするんだよ

出題頻度 ▶ 🔥🔥🔥🔥🔥

頭部の筋

83

2 咀嚼筋

咬筋

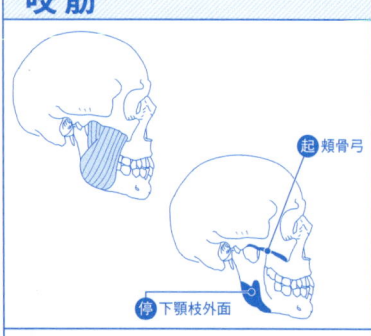

起始 頬骨弓

停止 下顎枝外面

支配神経 下顎神経（三叉神経第3枝）

作用

下顎骨挙上

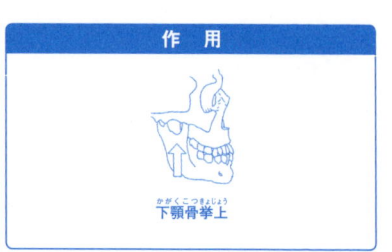

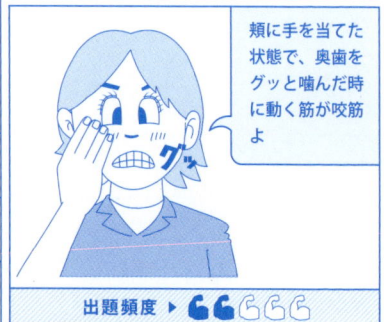

頬に手を当てた状態で、奥歯をグッと噛んだ時に動く筋が咬筋よ

出題頻度 ▶ 🗨🗨🗨🗨🗨

側頭筋

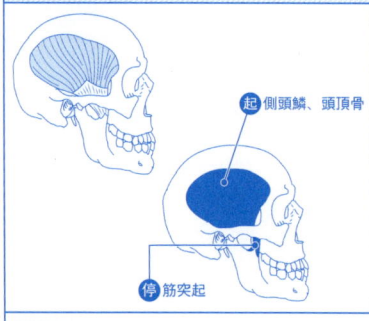

起始 側頭鱗、頭頂骨

停止 筋突起

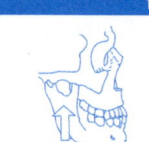

支配神経 下顎神経（三叉神経第3枝）

作用

下顎骨挙上　　下顎骨後方移動

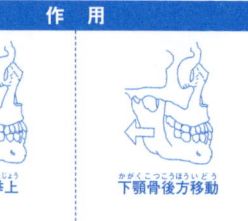

ゴリラはその巨体を維持するために大量の植物を食べなくてはならず、物を噛むための側頭筋が非常に発達している

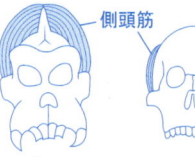

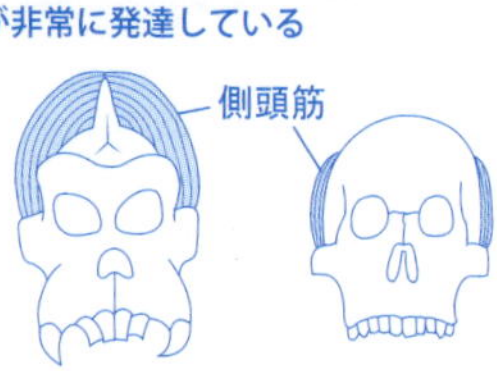

側頭筋

〈ゴリラ〉　〈ヒト〉

出題頻度 ▶ 🗨🗨🗨🗨🗨

Muscle Impact
[頭頚部]

外側翼突筋(がいそくよくとつきん)

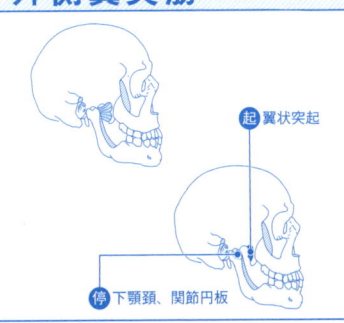

起 翼状突起
停 下顎頚、関節円板

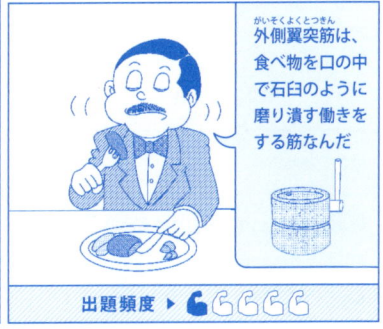

起始	蝶形骨翼状突起(ちょうけいこつよくじょうとっき)
停止	下顎頚(かがくけい)、関節円板(かんせつえんばん)
支配神経	下顎神経(かがく)（三叉神経(さんさ)第3枝）

作用

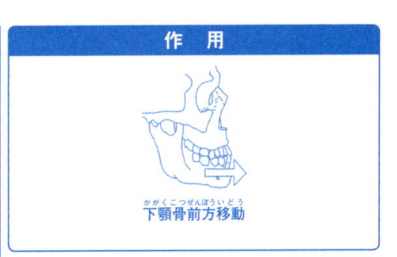

下顎骨前方移動(かがくこつぜんぽういどう)

外側翼突筋(がいそくよくとつきん)は、食べ物を口の中で石臼のように磨り潰す働きをする筋なんだ

出題頻度 ▶ 🍴🍴🍴🍴

内側翼突筋(ないそくよくとつきん)

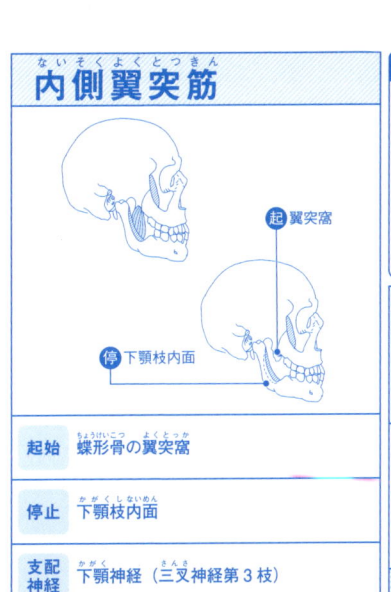

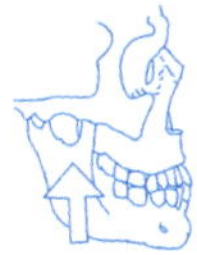

起 翼突窩
停 下顎枝内面

起始	蝶形骨の翼突窩(ちょうけいこつ よくとつか)
停止	下顎枝内面(かがくしないめん)
支配神経	下顎神経(かがく)（三叉神経(さんさ)第3枝）

作用

下顎骨挙上(かがくこつきょじょう)　下顎骨左右移動(かがくこつゆういどう)

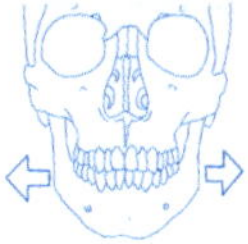

ヘビなどの爬虫類では解剖学的な理由で、口に物が入っていると息ができないんだ。だから、物を噛まずに丸呑みするんだね！

出題頻度 ▶ 🍴🍴🍴🍴

頭部の筋

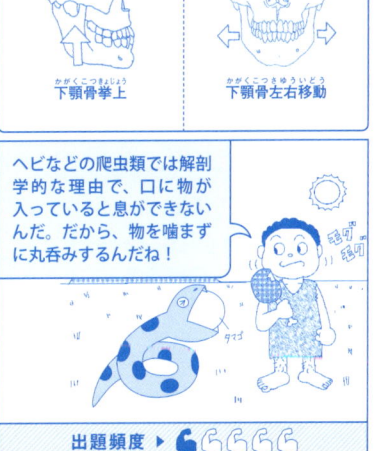

85

頚部の筋

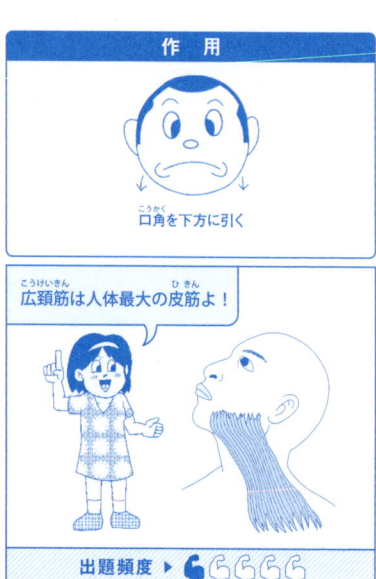

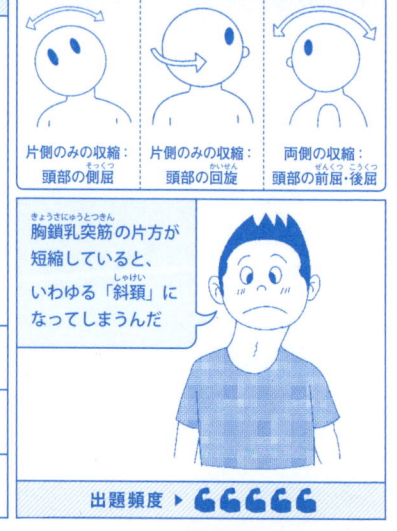

広頚筋

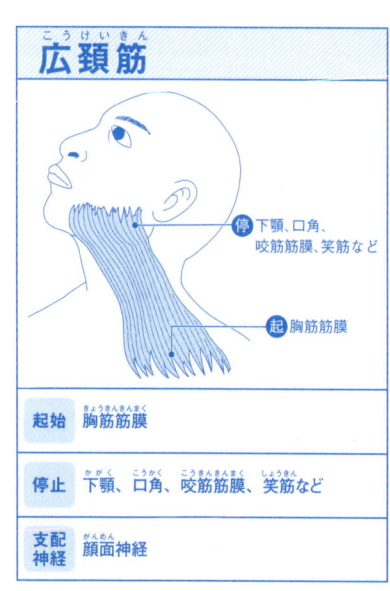

停：下顎、口角、咬筋筋膜、笑筋など
起：胸筋筋膜

起始	胸筋筋膜
停止	下顎、口角、咬筋筋膜、笑筋など
支配神経	顔面神経

作用

口角を下方に引く

広頚筋は人体最大の皮筋よ！

出題頻度 ▶ 🐸🐸🐸🐸🐸

胸鎖乳突筋

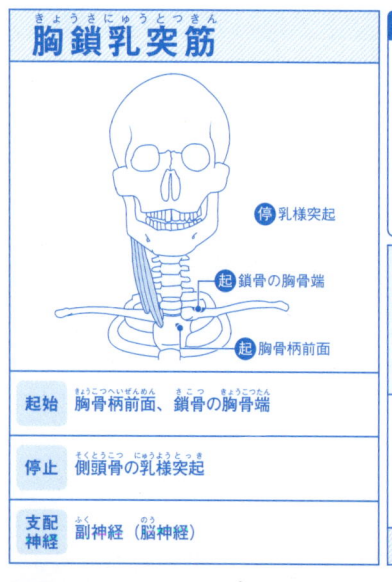

停：乳様突起
起：鎖骨の胸骨端
起：胸骨柄前面

起始	胸骨柄前面、鎖骨の胸骨端
停止	側頭骨の乳様突起
支配神経	副神経（脳神経）

作用

片側のみの収縮：頭部の側屈
片側のみの収縮：頭部の回旋
両側の収縮：頭部の前屈・後屈

胸鎖乳突筋の片方が短縮していると、いわゆる「斜頚」になってしまうんだ

出題頻度 ▶ 🐸🐸🐸🐸🐸

Muscle Impact
[頭頚部]

舌骨上筋群

① 顎二腹筋
- 停 二腹筋窩
- 起 乳突切痕
- 中間腱

② 顎舌骨筋
- 起 顎舌骨筋線
- 停 舌骨体

③ オトガイ舌骨筋
- 起 オトガイ棘
- 停 舌骨体

④ 茎突舌骨筋
- 起 側頭骨 茎状突起
- 停 舌骨体と大角の結合部

起始 上記のとおり

停止 上記のとおり

支配神経 下顎神経、顔面神経、頚神経

作用

舌骨を前方に引く / 舌骨を上方へ引く

舌骨上筋群は舌骨を動かすことによって舌の運動や、発語、嚥下に関わるんだ

ゴクゴク

出題頻度 ▶ 🦀🦀🦀🦀🦀

舌骨下筋群

① 胸骨舌骨筋
- 停 舌骨体
- 起 胸骨

② 肩甲舌骨筋
- 起 肩甲骨
- 停 舌骨体

③ 胸骨甲状筋
- 停 甲状軟骨
- 起 胸骨柄

④ 甲状舌骨筋
- 停 舌骨体
- 起 甲状軟骨

起始 上記のとおり

停止 上記のとおり

支配神経 頚神経ワナ

作用

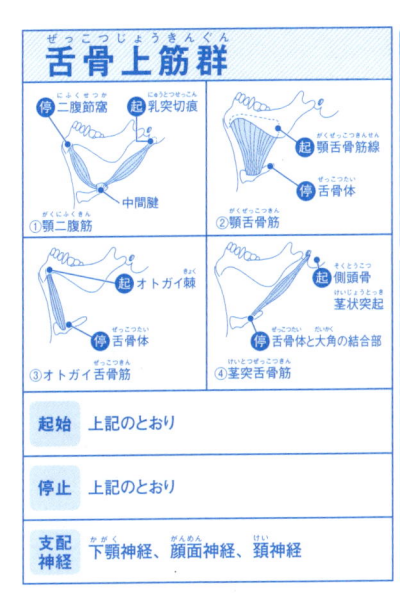

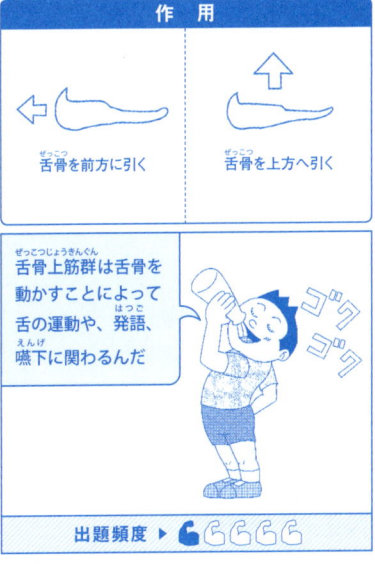

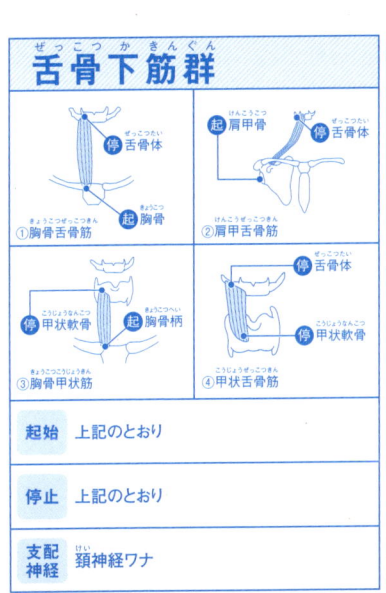

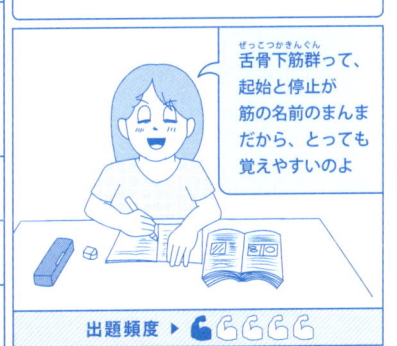

舌骨・喉頭を下方へ引く

舌骨下筋群って、起始と停止が筋の名前のまんまだから、とっても覚えやすいのよ

出題頻度 ▶ 🦀🦀🦀🦀🦀

頚部の筋

斜角筋 (しゃかくきん)

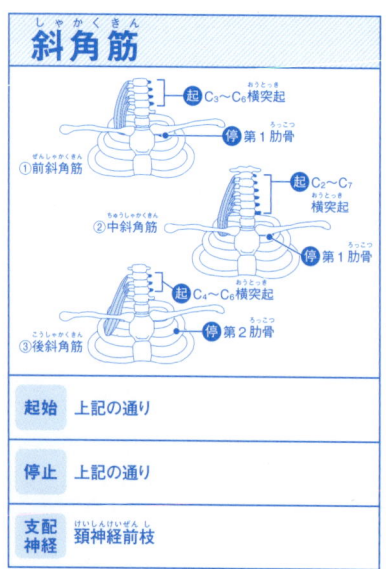

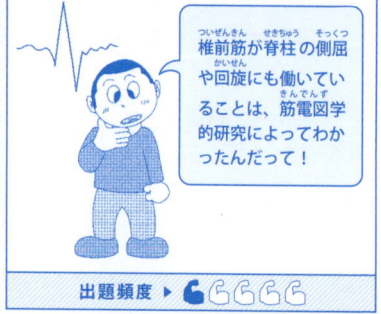

① 前斜角筋（ぜんしゃかくきん）
- 起 C_3〜C_6 横突起（おうとっき）
- 停 第1肋骨（ろっこつ）

② 中斜角筋（ちゅうしゃかくきん）
- 起 C_2〜C_7 横突起
- 停 第1肋骨

③ 後斜角筋（こうしゃかくきん）
- 起 C_4〜C_6 横突起
- 停 第2肋骨

起始	上記の通り
停止	上記の通り
支配神経	頚神経前枝（けいしんけいぜんし）

作用
- 肋骨の挙上・呼吸の補助（ろっこつ きょじょう）
- 胸郭固定位で頭部側屈（きょうかくこていい とうぶそっくつ）
- 胸郭固定位で頭部回旋（きょうかくこていい とうぶかいせん）

シンドイ…

不良姿勢などが原因で斜角筋が緊張すると、斜角筋の間を通る神経などが圧迫されて腕がシビレる、いわゆる「斜角筋症候群（しゃかくきんしょうこうぐん）」になるぞ！

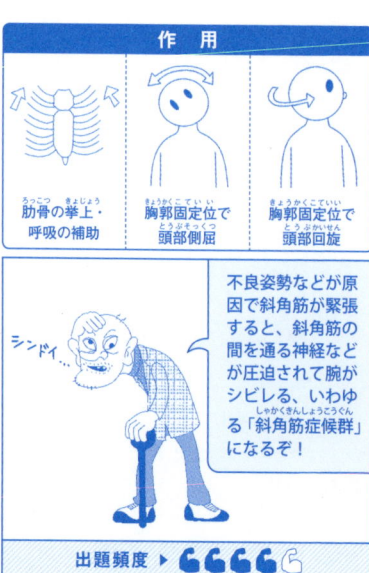

出題頻度 ▶ 🟦🟦🟦🟦🟦

椎前筋 (ついぜんきん)

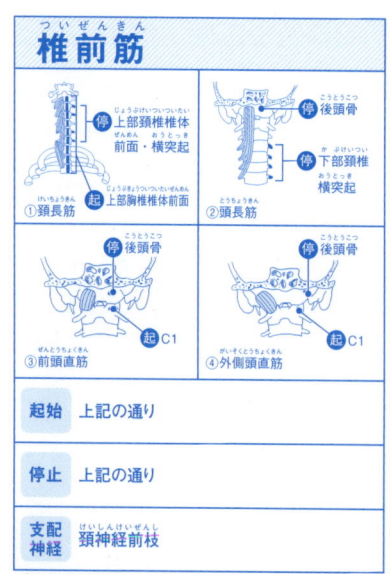

① 頚長筋（けいちょうきん）
- 起 上部胸椎椎体前面（じょうぶきょうついついたいぜんめん）
- 停 上部頚椎椎体前面・横突起（じょうぶけいついついたい ぜんめん・おうとっき）

② 頭長筋（とうちょうきん）
- 起 下部頚椎横突起（かぶけいつい おうとっき）
- 停 後頭骨（こうとうこつ）

③ 前頭直筋（ぜんとうちょくきん）
- 起 C1
- 停 後頭骨

④ 外側頭直筋（がいそくとうちょくきん）
- 起 C1
- 停 後頭骨

起始	上記の通り
停止	上記の通り
支配神経	頚神経前枝（けいしんけいぜんし）

作用
- 頭部前屈（とうぶぜんくつ）
- 頭部側屈（とうぶそっくつ）
- 頭部回旋（とうぶかいせん）

椎前筋（ついぜんきん）が脊柱（せきちゅう）の側屈（そっくつ）や回旋（かいせん）にも働いていることは、筋電図学的研究（きんでんずてきけんきゅう）によってわかったんだって！

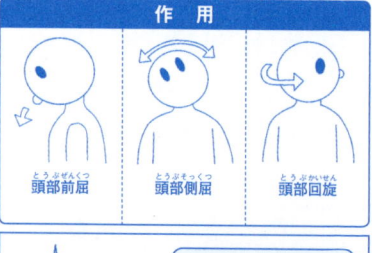

出題頻度 ▶ 🟦🟦🟦🟦🟦

付録1

局所解剖

各部の局所解剖

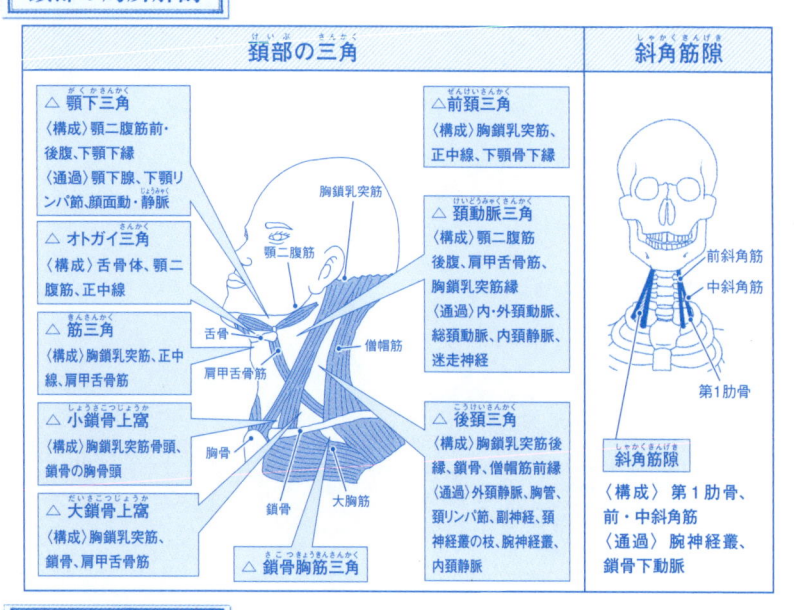

頸部の局所解剖

頸部の三角

△ 顎下三角
〈構成〉顎二腹筋前・後腹、下顎下縁
〈通過〉顎下腺、下顎リンパ節、顔面動・静脈

△ オトガイ三角
〈構成〉舌骨体、顎二腹筋、正中線

△ 筋三角
〈構成〉胸鎖乳突筋、正中線、肩甲舌骨筋

△ 小鎖骨上窩
〈構成〉胸鎖乳突筋骨頭、鎖骨の胸骨頭

△ 大鎖骨上窩
〈構成〉胸鎖乳突筋、鎖骨、肩甲舌骨筋

△ 前頸三角
〈構成〉胸鎖乳突筋、正中線、下顎骨下縁

△ 頸動脈三角
〈構成〉顎二腹筋後腹、肩甲舌骨筋、胸鎖乳突筋縁
〈通過〉内・外頸動脈、総頸動脈、内頸静脈、迷走神経

△ 後頸三角
〈構成〉胸鎖乳突筋後縁、鎖骨、僧帽筋前縁
〈通過〉外頸静脈、胸管、頸リンパ節、副神経、頸神経叢の枝、腕神経叢、内頸静脈

△ 鎖骨胸筋三角

斜角筋隙

前斜角筋
中斜角筋
第1肋骨

斜角筋隙
〈構成〉第1肋骨、前・中斜角筋
〈通過〉腕神経叢、鎖骨下動脈

体幹の局所解剖

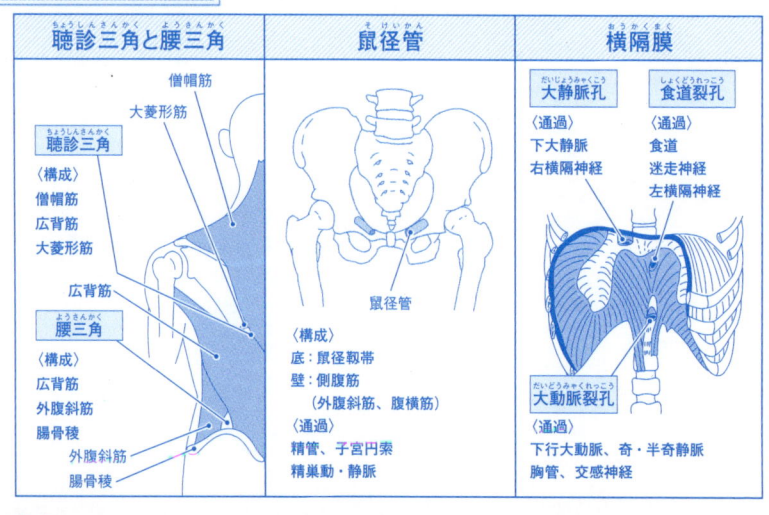

聴診三角と腰三角

僧帽筋
大菱形筋

聴診三角
〈構成〉
僧帽筋
広背筋
大菱形筋

広背筋

腰三角
〈構成〉
広背筋
外腹斜筋
腸骨稜

鼠径管

鼠径管
〈構成〉
底：鼠径靱帯
壁：側腹筋
（外腹斜筋、腹横筋）
〈通過〉
精管、子宮円索
精巣動・静脈

横隔膜

大静脈孔
〈通過〉
下大静脈
右横隔神経

食道裂孔
〈通過〉
食道
迷走神経
左横隔神経

大動脈裂孔
〈通過〉
下行大動脈、奇・半奇静脈
胸管、交感神経

上肢の局所解剖

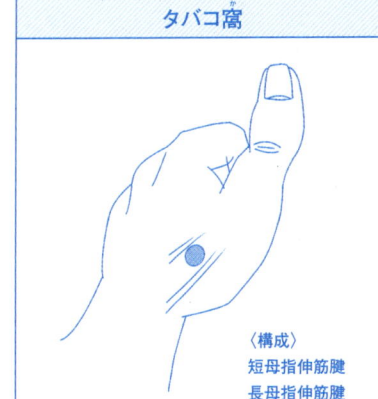

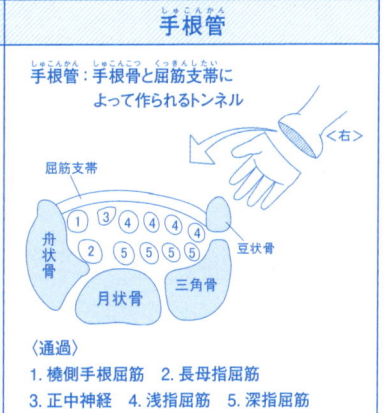

回旋腱板（ローテータカフ）

棘上筋
棘下筋
小円筋
肩甲下筋

〈構成〉
棘上筋、棘下筋、小円筋、肩甲下筋

腋窩

腋窩

〈構成〉
前方：大胸筋、小胸筋
後方：大円筋、広背筋、肩甲下筋
内側：前鋸筋
外側：上腕骨上部

肘窩

上腕二頭筋
腕橈骨筋
肘窩
円回内筋

〈構成〉
円回内筋、腕橈骨筋、上腕二頭筋

タバコ窩

〈構成〉
短母指伸筋腱
長母指伸筋腱

手根管

手根管：手根骨と屈筋支帯によって作られるトンネル

〈右〉

屈筋支帯
舟状骨
豆状骨
月状骨
三角骨

〈通過〉
1. 橈側手根屈筋　2. 長母指屈筋
3. 正中神経　4. 浅指屈筋　5. 深指屈筋

上腕筋の支配神経

尺骨神経支配	母指内転筋、前腕屈筋の一部と手の筋の大部分
正中神経支配	円回内筋、長掌筋、浅指屈筋、長母指屈筋、方形回内筋
橈骨神経支配	上腕・前腕の全ての伸筋
筋皮神経支配	上腕の屈筋

下肢の局所解剖

梨状筋上孔と梨状筋下孔

梨状筋上孔
〈通過〉
- 上殿動・静脈
- 上殿神経

梨状筋

梨状筋下孔
〈通過〉
- 下殿動・静脈
- 内陰部動・静脈
- 下殿・坐骨・陰部神経・後大腿皮神経

大腿三角（スカルパ三角）

- 鼠径靭帯
- 縫工筋
- 大腿三角
- 長内転筋

〈構成〉
縫工筋、鼠径靭帯、長内転筋

〈通過〉
大腿動・静脈、大腿神経

ハムストリングス

〈構成〉
半腱様筋、半膜様筋、大腿二頭筋

- 半腱様筋
- 大腿二頭筋
- 半膜様筋

鵞足

〈構成〉
縫工筋、半腱様筋、薄筋

- 縫工筋
- 半腱様筋
- 薄筋

「鵞足」はガチョウの足の形に由来する

筋裂孔と血管裂孔

- 鼠径靭帯
- 血管裂孔
- 筋裂孔
- 寛骨
- 腸恥筋膜弓

血管裂孔
鼠径靭帯と寛骨との間隙の内側部
〈通過〉
大腿動・静脈

筋裂孔
鼠径靭帯と寛骨との間隙の外側部
〈通過〉
腸腰筋、大腿神経

内転筋管

内転筋管：内側広筋と内転筋群でできる谷間を縫工筋などで封じられたトンネル

〈断面〉
- 内側広筋
- 内転筋管
- 縫工筋
- 大腿骨
- 長内転筋
- 大内転筋

〈通過〉大腿動脈、伏在神経

足根管

足根管：足の屈筋支帯と脛骨、踵骨、距骨との間にできる管

〈右足上部より〉
- 脛骨
- 腓骨
- 屈筋支帯
- 足根管
- 踵骨

〈通過〉長指屈筋、後脛骨筋、長母趾屈筋、脛骨神経、後脛骨動・静脈

付録2

筋の分類と補助装置、神経叢の枝とその支配筋

筋の分類

	外観	特徴	筋線維	神経支配	核
骨格筋		骨格を動かす筋	横紋筋	運動神経	多核
心筋		心臓壁を構成し、心収縮を司る筋		自律神経	単核
平滑筋		消化器壁、血管壁などを構成する筋	平滑筋		

★横紋筋と平滑筋～間違いやすい筋～

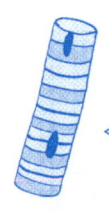

横紋筋
- 外尿道括約筋
- 外肛門括約筋
- 外眼筋

平滑筋
- 内尿道括約筋
- 内肛門括約筋
- 内眼筋

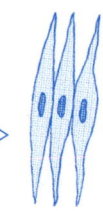

筋の補助装置

① 筋膜
筋や筋群を含む線維性の結合組織

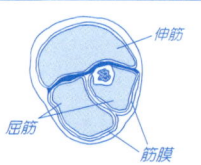

② 筋間中膜
上肢や下肢では筋膜が肥厚した筋間中膜が屈筋群、伸筋群を隔てる

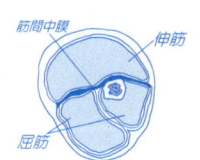

③ 支帯
手首、足首では筋膜が肥厚して支帯を形成する。下層の腱をまとめる

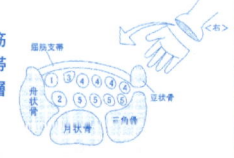

④ 滑液包
骨と筋・腱の摩擦を防ぐ滑液を入れた袋状の構造物

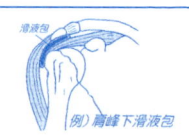

(例) 肩峰下滑液包

⑤ 腱鞘
滑液包が細長くなり、鞘状になっているもの

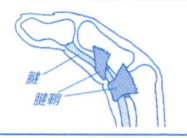

⑥ 種子骨
腱の内部にある骨で、腱の方向を変える働きがある

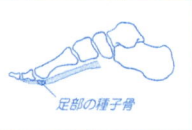

足部の種子骨

⑦ 滑車
骨格に付属する。腱の方向を変える

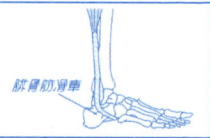

腓骨筋滑車

神経叢の枝とその支配筋

① 腕神経叢の代表的な枝と支配筋

枝	支配筋
①筋皮神経	上腕二頭筋、烏口腕筋、上腕筋
②腋窩神経	三角筋、小円筋
③橈骨神経	上腕三頭筋、肘筋、腕橈骨筋、長・短橈側手根伸筋、総指伸筋、小指伸筋、尺側手根伸筋、回外筋、長母指外転筋、短母指伸筋、長母指伸筋、示指伸筋
④正中神経	円回内筋、橈側手根屈筋、長掌筋、浅指屈筋、深指屈筋橈側頭、長母指屈筋、方形回内筋、短母指外転筋、短母指屈筋、母指対立筋、第1・2虫様筋
⑤尺骨神経	尺側手根屈筋、深指屈筋尺側頭、短掌筋、小指外転筋、短小指屈筋、小指対立筋、骨間筋、第3・4虫様筋、母指内転筋、短母指屈筋(深頭)

② 腰神経叢の代表的な枝と支配筋

枝	支配筋
①腸骨下腹神経	腹横筋、内腹斜筋
②腸骨鼠径神経	腹横筋、内腹斜筋
③陰部大腿神経	精巣挙筋
④大腿神経	大腿四頭筋、腸骨筋、縫工筋、腸骨筋
⑤閉鎖神経	長内転筋、短内転筋、大内転筋、薄筋、外閉鎖筋

③ 仙骨神経叢の代表的な枝と支配筋

枝	支配筋
①上殿神経	中殿筋、小殿筋、大腿筋膜張筋
②下殿神経	大殿筋
③坐骨神経 1) 脛骨神経	大腿二頭筋長頭、半腱様筋、半膜様筋、下腿三頭筋、足底筋、膝窩筋、後脛骨筋、長趾屈筋、長母趾屈筋、足底の筋
2) 総腓骨神経 A. 浅腓骨神経 B. 深腓骨神経	大腿二頭筋短頭 長腓骨筋、短腓骨筋 前脛骨筋、長母趾伸筋、長趾伸筋、第三腓骨筋、短母趾伸筋、短趾伸筋
④陰部神経	外肛門括約筋、尿道括約筋、浅・深会陰横筋

外眼筋

☆左眼☆

滑車 / 上斜筋 / 上直筋 / 内側直筋 / 外側直筋 / 下斜筋 / 下直筋

	上直筋		下直筋
作用	眼球を上に向ける	作用	眼球を下に向ける
支配神経	動眼神経	支配神経	動眼神経

	外側直筋		内側直筋		上斜筋		下斜筋
作用	眼球を外側に向ける	作用	眼球を内側に向ける	作用	眼球を下外側に向ける	作用	眼球を上外側に向ける
支配神経	外転神経	支配神経	動眼神経	支配神経	滑車神経	支配神経	動眼神経

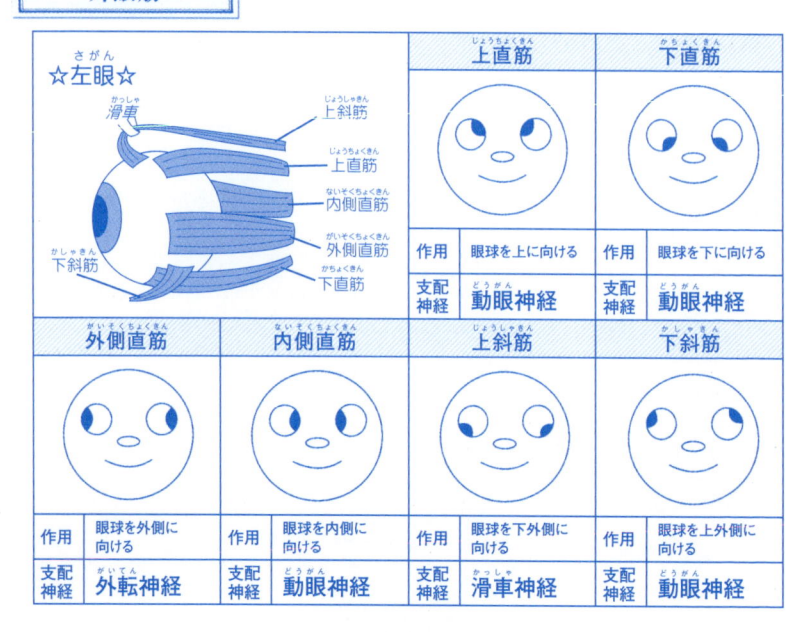

筋肉雑学⑤

中耳にある耳小骨のひとつであるアブミ骨には、アブミ骨筋という非常に小さな筋肉が付着する。この筋は顔面神経の支配を受け、アブミ骨を動かすことにより音の伝導を調節している。したがって顔面神経麻痺では過大な音の伝導調節がうまくゆかず、聴覚過敏などの障害が発生する。

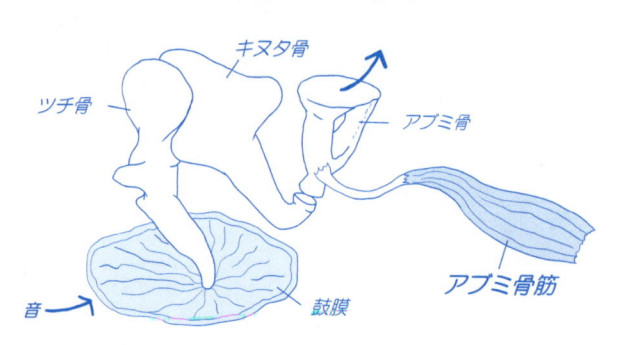

キヌタ骨 / ツチ骨 / アブミ骨 / アブミ骨筋 / 音 / 鼓膜

【参考文献】

東洋療法学校協会編『解剖学』（医歯薬出版）

東洋療法学校協会編『生理学』（医歯薬出版）

東洋療法学校協会編『経絡経穴概論』（医道の日本社）

W.PLATZER 著．長島聖司訳『分冊　解剖アトラス』（文光堂）

Thompson、Floyd 著．中村千秋、竹内真希訳『身体運動の機能解剖』改訂版（医道の日本社）

遠藤秀樹著『人体失敗の進化史』（光文社新書）

井尻正二、小寺春人著『新　人体の矛盾』（築地書館）

井尻正二、後藤仁敏著『新　ヒトの解剖』（築地書館）

坂井建雄著『人体は進化を語る』（Newton Press）

犬塚則久著『ヒトのかたち5億年』（てらいんく）

手塚一志著『肩バイブル』（ベースボールマガジン社）

杉晴夫著『筋肉はふしぎ』（講談社 BLUE BACKS）

山倉慎二著『内科医からみた動物たち』（講談社 BLUE BACKS）

犬塚則久著『退化の進化学』（講談社 BLUE BACKS）

『分担　解剖学』（金原出版）

金子丑之助著『日本人体解剖学』（南山堂）

INDEX

あ
烏口腕筋【うこうわんきん】……………… 27
円回内筋【えんかいないきん】 …………… 30
横隔膜【おうかくまく】……………………… 7
横突棘筋【おうとつきょくきん】 ………… 20

か
回外筋【かいがいきん】…………………… 37
外肛門括約筋【がいこうもんかつやくきん】…… 13
外側広筋【がいそくこうきん】 …………… 55
外側翼突筋【がいそくよくとつきん】 …… 85
外腹斜筋【がいふくしゃきん】……………… 9
外閉鎖筋【がいへいさきん】 ……………… 59
外肋間筋【がいろっかんきん】……………… 4
下後鋸筋【かこうきょきん】 ……………… 19
下双子筋【かそうしきん】 ………………… 52
下頭斜筋【かとうしゃきん】 ……………… 22
眼輪筋【がんりんきん】…………………… 79
球海綿体筋【きゅうかいめんたいきん】 ………… 15
胸横筋【きょうおうきん】…………………… 6
頬筋【きょうきん】 ………………………… 83
胸鎖乳突筋【きょうさにゅうとつきん】…… 86
棘下筋【きょくかきん】…………………… 25
棘上筋【きょくじょうきん】……………… 24
肩甲下筋【けんこうかきん】……………… 26
肩甲挙筋【けんこうきょきん】 …………… 17
口角下制筋【こうかくかせいきん】……… 82
咬筋【こうきん】 …………………………… 84
広頸筋【こうけいきん】…………………… 86
後脛骨筋【こうけいこつきん】…………… 67
後頭筋【こうとうきん】…………………… 78
広背筋【こうはいきん】…………………… 16
肛門挙筋【こうもんきょきん】…………… 12
口輪筋【こうりんきん】…………………… 80

さ
最内肋間筋【さいないろっかんきん】……… 5
坐骨海綿体筋【ざこつかいめんたいきん】……… 14
鎖骨下筋【さこつかきん】…………………… 3
三角筋【さんかくきん】…………………… 24
示指伸筋【じししんきん】 ………………… 39

膝窩筋【しつかきん】……………………… 66
膝関節筋【しつかんせつきん】 …………… 56
斜角筋【しゃかくきん】…………………… 88
尺側手根屈筋【しゃくそくしゅこんくっきん】 …… 32
尺側手根伸筋【しゃくそくしゅこんしんきん】 …… 36
小円筋【しょうえんきん】………………… 25
上眼瞼挙筋【じょうがんけんきょきん】 … 79
小胸筋【しょうきょうきん】……………… 2
笑筋【しょうきん】………………………… 82
上後鋸筋【じょうこうきょきん】 ………… 18
小後頭直筋【しょうこうとうちょくきん】…… 21
小指外転筋【しょうしがいてんきん】 …… 42
小趾外転筋【しょうしがいてんきん】 …… 72
小指伸筋【しょうししんきん】…………… 36
小指対立筋【しょうしたいりつきん】…… 43
上唇挙筋【じょうしんきょきん】 ………… 81
上双子筋【じょうそうしきん】 …………… 52
掌側骨間筋【しょうそくこっかんきん】 … 44
小殿筋【しょうでんきん】………………… 50
上頭斜筋【じょうとうしゃきん】 ………… 22
小菱形筋【しょうりょうけいきん】……… 17
上腕筋【じょうわんきん】………………… 28
上腕三頭筋【じょうわんさんとうきん】 … 28
上腕二頭筋【じょうわんにとうきん】 …… 27
深会陰横筋【しんえいんおうきん】……… 14
深指屈筋【しんしくっきん】……………… 32
錐体筋【すいたいきん】……………………… 8
脊柱起立筋【せきちゅうきりつきん】 …… 20
舌骨下筋群【ぜっこつかきんぐん】……… 87
舌骨上筋群【ぜっこつじょうきんぐん】… 87
浅会陰横筋【せんえいんおうきん】……… 13
前鋸筋【ぜんきょきん】……………………… 3
前脛骨筋【ぜんけいこつきん】…………… 62
浅指屈筋【せんしくっきん】……………… 31
前頭筋【ぜんとうきん】…………………… 78
総指伸筋【そうししんきん】……………… 35
僧帽筋【そうぼうきん】…………………… 16
足底筋【そくていきん】…………………… 66
足底方形筋【そくていほうけいきん】…… 73
側頭筋【そくとうきん】…………………… 84

た

- 大円筋【だいえんきん】 …………………… 26
- 大胸筋【だいきょうきん】 ………………… 2
- 大頬骨筋【だいきょうこつきん】 ………… 81
- 大後頭直筋【だいこうとうちょくきん】 …… 21
- 第三腓骨筋【だいさんひこつきん】 ……… 63
- 大腿筋膜張筋【だいたいきんまくちょうきん】 …… 50
- 大腿直筋【だいたいちょくきん】 …………… 54
- 大腿二頭筋【だいたいにとうきん】 ………… 60
- 大腿方形筋【だいたいほうけいきん】 ……… 53
- 大殿筋【だいでんきん】 ……………………… 49
- 大内転筋【だいないてんきん】 ……………… 58
- 大腰筋【だいようきん】 ……………………… 48
- 大菱形筋【だいりょうけいきん】 …………… 18
- 短趾屈筋【たんしくっきん】 ………………… 73
- 短趾伸筋【たんししんきん】 ………………… 69
- 短掌筋【たんしょうきん】 …………………… 42
- 短小指屈筋【たんしょうしくっきん】 ……… 43
- 短小趾屈筋【たんしょうしくっきん】 ……… 72
- 短橈側手根伸筋【たんとうそくしゅこんしんきん】
  …………………………………… 35
- 短内転筋【たんないてんきん】 ……………… 58
- 短腓骨筋【たんひこつきん】 ………………… 64
- 短母指外転筋【たんぼしがいてんきん】 …… 40
- 短母指屈筋【たんぼしくっきん】 …………… 41
- 短母趾屈筋【たんぼしくっきん】 …………… 70
- 短母指伸筋【たんぼししんきん】 …………… 38
- 短母趾伸筋【たんぼししんきん】 …………… 69
- 恥骨筋【ちこつきん】 ………………………… 57
- 中間広筋【ちゅうかんこうきん】 …………… 55
- 肘筋【ちゅうきん】 …………………………… 29
- 中殿筋【ちゅうでんきん】 …………………… 49
- 虫様筋（手）【ちゅうようきん】 …………… 44
- 虫様筋（足）【ちゅうようきん】 …………… 74
- 腸骨筋【ちょうこつきん】 …………………… 48
- 長趾屈筋【ちょうしくっきん】 ……………… 67
- 長趾伸筋【ちょうししんきん】 ……………… 63
- 長掌筋【ちょうしょうきん】 ………………… 31
- 長橈側手根伸筋【ちょうとうそくしゅこんしんきん】
  …………………………………… 34
- 長内転筋【ちょうないてんきん】 …………… 57
- 長腓骨筋【ちょうひこつきん】 ……………… 64
- 長母指外転筋【ちょうぼしがいてんきん】 … 37
- 長母指屈筋【ちょうぼしくっきん】 ………… 33
- 長母趾屈筋【ちょうぼしくっきん】 ………… 68
- 長母指伸筋【ちょうぼししんきん】 ………… 38
- 長母趾伸筋【ちょうぼししんきん】 ………… 62
- 椎前筋【ついぜんきん】 ……………………… 88
- 底側骨間筋【ていそくこっかんきん】 ……… 74
- 橈側手根屈筋【とうそくしゅこんくっきん】 … 30

な

- 内側広筋【ないそくこうきん】 ……………… 56
- 内側翼突筋【ないそくよくとつきん】 ……… 85
- 内腹斜筋【ないふくしゃきん】 ……………… 9
- 内閉鎖筋【ないへいさきん】 ………………… 51
- 内肋間筋【ないろっかんきん】 ……………… 4

は

- 背側骨間筋（手）【はいそくこっかんきん】 …… 45
- 背側骨間筋（足）【はいそくこっかんきん】 …… 75
- 薄筋【はくきん】 ……………………………… 59
- 半腱様筋【はんけんようきん】 ……………… 60
- 板状筋【ばんじょうきん】 …………………… 19
- 半膜様筋【はんまくようきん】 ……………… 61
- 鼻筋【びきん】 ………………………………… 80
- 尾骨筋【びこつきん】 ………………………… 12
- 腓腹筋【ひふくきん】 ………………………… 65
- ヒラメ筋【ひらめきん】 ……………………… 65
- 腹横筋【ふくおうきん】 ……………………… 10
- 腹直筋【ふくちょくきん】 …………………… 8
- 方形回内筋【ほうけいかいないきん】 ……… 33
- 縫工筋【ほうこうきん】 ……………………… 54
- 母趾外転筋【ぼしがいてんきん】 …………… 70
- 母指対立筋【ぼしたいりつきん】 …………… 40
- 母指内転筋【ぼしないてんきん】 …………… 41
- 母趾内転筋【ぼしないてんきん】 …………… 71

や

- 腰方形筋【ようほうけいきん】 ……………… 11

ら

- 梨状筋【りじょうきん】 ……………………… 51
- 肋下筋【ろっかきん】 ………………………… 5
- 肋骨挙筋【ろっこつきょきん】 ……………… 6

わ

- 腕橈骨筋【わんとうこつきん】 ……………… 34

【著者略歴】

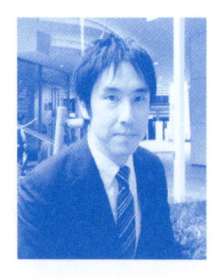

原田　晃
Akira Harada

鍼師・灸師。1973年千葉県生まれ。筑波大学大学院人間総合科学研究科修了。伝統工芸品の営業、昆虫の研究などの職業を経て中央医療学園鍼灸学科に入学。卒業後、東京衛生学園臨床教育専攻科に進み、現在はお茶の水はりきゅう専門学校専任教員。2013年「Famille 銀座鍼灸院」を開院。

本文・カバーデザイン：掛川竜
本文DTP：ベクトル印刷株式会社

マッスルインパクト

2013年12月23日　初版発行

著者　　原田晃
発行者　戸部慎一郎
発行所　株式会社医道の日本社
　　　　〒237-0068　神奈川県横須賀市追浜本町1-105
電話　　046-865-2161
FAX　　046-865-2707

2013 ©原田晃
印刷　　ベクトル印刷株式会社
ISBN978-4-7520-5168-1 C3047